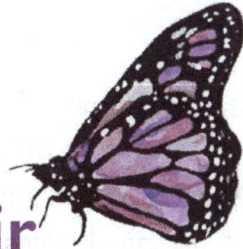

Aprendí a vivir un día a la vez

Cómo superé el cáncer y otros retos

Gloria Rogel

Autora: Gloria Rogel

Fotografía: Fabian J. Ruvalcaba

Corrección y edición: Jenny Guerrero

Coordinador Editorial: Dr. Danilo Barco, Dr sin Stress

Diseño de carátula: Francys Álvarez

Maquetación: Francys Álvarez

Índice

Agradecimientos

Le doy gracias a Dios por haber hecho realidad el sueño de escribir este libro que espero se convierta en una gran bendición para muchas personas.

También le quiero dar gracias a Dios por la oportunidad de poder compartir algunos de los milagros que he recibido a lo largo del transcurso de esta jornada llamada vida. Me siento agradecida también por la fortaleza que Él me dio para poder convertir los desafíos en grandes testimonios para su gloria.

No encuentro palabras que puedan expresar este agradecimiento que siento en mi corazón hacia nuestro gran Dios. Estaré eternamente agradecida por la segunda oportunidad de vida que Él me regaló.

Me enternece recordar que siempre estuvo a mi lado antes, durante y después de todas las tormentas de mi vida. Soy afortunada porque Dios me bendijo con mi hermosa familia que ha sido un valioso instrumento de fortaleza en los momentos más difíciles que viví.

Sin duda, mis seres queridos son la gran bendición que Dios me regaló, gracias a ellos aprendí que, para ser familia, no es necesario llevar la misma sangre.

Personas como Iris, mi gran amiga y compañera de oración y el Dr. Danilo Barco, conocido en redes sociales como el Dr. sin stress, quien fue el instrumento que Dios usó para motivarme a escribir este libro y me ayudó durante todo el transcurso de esta experiencia tan maravillosa. Ellos y otros más, fueron esos ángeles que mi padre celestial utilizó como símbolo de su amor incondicional hacia mí.

¡Gracias Dios mío! por permitirme superar los desafíos que se me han presentado en la vida que, aunque fueron difíciles y dolorosos, me hicieron mucho más fuerte y me dejaron lecciones inolvidables. Valiosas enseñanzas que causaron que mi fe y esperanza, aumentaran aún más y que mi corazón se llenara de infinito agradecimiento. Valiosas enseñanzas que me enseñaron a vivir "**Un día a la vez**".

La Montaña[1]

Voy a seguir, una luz
en lo alto.
Voy a oír, una voz que me
llama, voy a subir la
montaña y estar aún más
cerca de Dios y rezar.

Voy a gritar, y este mundo
me oirá
y me seguirá...
Voy a pedir, que las
estrellas no paren de
brillar, que los niños no
dejen de sonreír
que los hombres jamás se
olviden de agradecer.

Por eso digo, te agradezco
Señor
un día más
Te agradezco Señor
que puedo ver
¡Qué sería de mí sin la fe
que yo tengo en ti!

Por más que sufra,
te agradezco Señor,
también si lloro
Te agradezco Señor
por entender que todo eso
me enseñe el camino que
lleva a ti...

Una vez más,
Te agradezco Señor
por un nuevo día

Te agradezco Señor
por la esperanza.

Una vez más,
Te agradezco Señor
por la esperanza
Te agradezco Señor
por todo esto
Te agradezco Señor
nuevamente agradezco
Señor.

---

[1] Estos versos son fragmentos de la canción "La Montaña" de
Roberto Carlos.

Dedicatoria

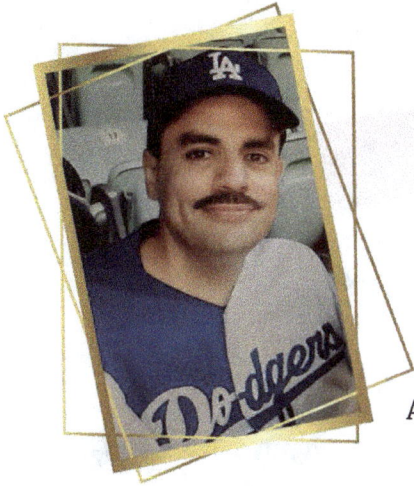

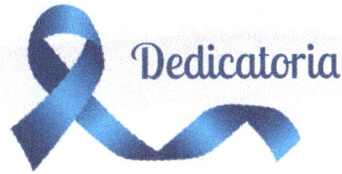

Enrique Márquez Jr.

Agosto 31, 1970 – Marzo 10, 2019

"Un día a la Vez"

Dedico este libro a mi ángel y héroe que fue mi hermano Kike. El día que él fue diagnosticado de cáncer de colon, marcó la vida de nuestra familia para siempre. Le doy gracias a Dios por los años que me permitió disfrutar de su alegría y consejos, por las lecciones de vida y recuerdos inolvidables que me dejó. Me siento muy agradecida con Dios, por haber permitido que mi proceso de cáncer fuera una herramienta para poder apoyarlo durante su proceso tan doloroso.

Este libro es el símbolo de la promesa que le hice a mi hermano. Esa promesa de seguir apoyando a víctimas de cáncer en su honor. Él fue un gran ejemplo de lo que significa ser un guerrero con fortaleza y fe inquebrantable. Siempre recordándonos que es necesario vivir "Un día a la vez."

Un día a la vez[2]

Necesitado me
encuentro,
Señor ¡Ayúdame a ver!
yo quiero saber lo que
debo hacer

Un día a la vez ¡Dios
mío! ¡Es lo que te pido!
Dame la fuerza para
vivir un día a la vez

Ayer ya pasó, mañana,
quizá no vendrá

¡Ayúdame hoy!

Es mucho el dolor
Hay mucho egoísmo y
mucha maldad
Señor, por mi bien, yo
quiero vivir un día a la
vez.

---

[2] Estos versos son fragmentos de la canción "Un día a la vez"
compuesta por D.A.R, popularizado por "Los Tigres del Norte.

Prólogo

En la vida, todos enfrentamos desafíos que ponen a prueba nuestra fortaleza y determinación. Algunos parecen insuperables, pero hay personas que encuentran en su interior una fuerza inquebrantable que les permite enfrentar cualquier adversidad con valentía y esperanza. Este es el caso de mi querida amiga Glorita Rogel, más mexicana que el agave y los tacos, a quien tuve el privilegio de atender como doctor y ser testigo de su ardua batalla contra el cáncer y sus secuelas.

Con gran satisfacción y emoción, tengo el honor de prologar este libro, Aprendí a vivir...un día a la vez. Cómo superé el cáncer y otros retos, una obra escrita por mi valiente amiga. A través de estas páginas, ella comparte su inspiradora historia de superación personal y nos muestra cómo, paso a paso, logró vencer la enfermedad y encontrar el verdadero sentido de la vida.

Desde el momento en que conocí a esta extraordinaria mujer, su determinación y espíritu de lucha me dejaron impresionado. No solo enfrentó el diagnóstico de cáncer con entereza, sino que también se convirtió en un ejemplo de fortaleza para sus hijos. Como madre soltera, sacó adelante a su hijo y a su hija, brindándoles amor, apoyo y educación, a pesar de las dificultades que se presentaron en su camino. ¡Y sí que hubo bastantes!

Como doctor especialista en patologías psicosomáticas, tuve el privilegio de presenciar de cerca el poder de la fe en su mente y la importancia de la actitud positiva en su proceso de curación. Gloria entendió esto a la perfección y utilizó todos los recursos disponibles para fortalecer su cuerpo y su espíritu. Su confianza inquebrantable en Dios fue su mayor aliada, proporcionándole consuelo, esperanza y una fuerza sobrenatural para enfrentar cada día con determinación.

A lo largo de estas páginas, encontrarás relatos conmovedores, anécdotas llenas de emoción y lecciones de vida que son una inspiración para superar cualquier obstáculo que puedas enfrentar. Esta valiente guerrera, comparte sus experiencias, sus altibajos emocionales y los valiosos aprendizajes que obtuvo en su camino hacia la sanación.

Este libro no solo es un testimonio de superación personal, sino también una ventana a la importancia del amor propio, el cuidado de la salud y el poder de la mente sobre el cuerpo. Además, aquí veras el papel crucial que desempeñamos los profesionales de la salud, quienes no solo tratamos enfermedades físicas, sino que también brindamos apoyo emocional y espiritual a nuestros pacientes.

En cada capítulo, sentirás la presencia de la gran Gloria, acompañándote y animándote a enfrentar tus propias batallas con coraje y fe. Permítete sumergirte en estas páginas y déjate llevar por la inspiración que emana de esta historia de victoria sobre la adversidad.

Querida hermanita mía, agradezco la oportunidad de escribir este prólogo y de ser testigo de tu admirable proceso de superación. Tu historia es una fuente inagotable de motivación y un recordatorio de que, sin importar cuán oscuro sea el camino, siempre podemos encontrar la luz al final. Que este libro llegue a los corazones de muchos, inspirándolos a enfrentar sus desafíos con fe, esperanza y la certeza de que cada día es una nueva oportunidad para escribir nuestra propia historia de superación personal.

Y ¡Ándale!

Dr. Danilo Barco, Md.

Dr. Sin stress.

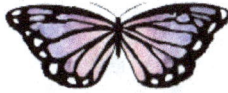

La cadena es tan débil como   *1*
su eslabón más fuerte

Son exactamente las 12:07 minutos de la madrugada, hace siete minutos ha empezado un nuevo día y aquí estoy frente al computador, buscando que el sonido de las teclas se convierta en compañía y que quizá me canten al oído esa melodía romántica que tanto anhela mi corazón.

Siempre me he preguntado por qué muchas de las cosas que no deseamos, llegan en la frialdad, la soledad y el silencio que solo la noche ofrece: el paro cardiaco, el dolor de muela, el cólico abdominal, la migraña, la fiebre. En fin, pareciera que noche y desafío, se unieran para poner a prueba las fuerzas más recónditas que tenemos los humanos.

Y allí estaba yo a mis 36 años de edad cumpliendo una cita con mi destino. Tristemente, después de 15 años de casada, estaba viendo morir a mi matrimonio. ¡Wow! ¡Qué mal se siente! Es como si todo un equipo médico, tratara de resucitar un cuerpo inerte y después de unos minutos vitales, saliera el galeno, con su indumentaria particular y con el dolor de la derrota dibujado en su rostro a decirle a la familia:

— Hicimos todo lo posible, pero no se pudo, ha muerto.

De un momento para otro, 15 años de fe, de lucha, de paciencia, se tiran por la borda. Como toda mujer creí en la frase: "Hasta que la muerte los separe", pero supe que no era así. No te puedo negar que sentí dolor, rabia, melancolía y frustración.

¡Me duele el alma!

La diferencia con los dolores físicos, es que los del alma no se pueden cuantificar. Si a ti te duele el corazón te hacen un eco o un electrocardiograma, si hay sospechas sobre una enfermedad en tu abdomen, te practican un MRI (*Magnetic Resonance Imaging* o en español Imagen por Resonancia magnética) o una ecografía. Si te duele un miembro superior o inferior, te hacen una radiografía, pero hasta el momento no conozco un "almoscopio".

Lo único que he hallado es que, según la neurociencia, cuando un ser humano tiene un dolor emocional, libera desde su cerebro las mismas sustancias que libera cuando se fractura un hueso.

En fin; ¿mi alma sí me duele, lo puedes creer?

En términos médicos en el cerebro las zonas que registran el dolor físico se activan de la misma manera cuando sientes que te duele el alma, yo sentía como si mi cuerpo se hubiese quemado por dentro. De hecho, esa sensación, la describen mejor los doctores cuando hablan de liberación de citoquinas proinflamatorias, o sea que yo estaba inflamada por dentro.

En mi proceso de separación, controlar los síntomas de abstinencia era el verdadero desafío. La tentación de intentarlo una vez más, de llamarlo, rogarle, hablarle sobre nuestra relación, decirle que era mi vida, que no podía vivir sin él; a veces era insoportable.

¿Cómo explicarle a mi princesa de 12 añitos que su papi ya no volvería a casa? ¿Cómo hacerle entender a mi hijo de 8 años que él no es el culpable de que papi se haya ido? Pero no era únicamente el tener que dar explicaciones lo que me estresaba, me angustiaba iniciar una vida nueva, con nuevas realidades:

- Ahora soy madre soltera

- ¿Quién me los va cuidar cuando yo me demore en el trabajo?

- ¿Quién pateara una pelota con mi hijo?

- ¿Qué va a pasar con nosotros?

- ¿Solo con mis ingresos, nos podremos sostener?

-Y la que más inquieta mi cabeza: ¿Será que no merezco ser amada?

La duda, el miedo, la tristeza, el estrés y la confusión dan vueltas en mi cabeza al mejor estilo de una montaña rusa. Unos ratos estoy en el pico más alto de la felicidad y en instantes casi que toco con mis labios el desagradable sabor del piso de la tristeza y la melancolía.

Dicen los expertos en el tema, que una mala ruptura te hará pasar por cinco etapas de duelo: negación, ira, negociación, depresión y aceptación. Además, hay que tener en cuenta que, por lo general, hay recaídas en este proceso.

Aunque esta situación la viví hace 12 años, la recuerdo y me gusta recordarla como una parte de importantísima formación y crecimiento para mi vida. Hoy día no siento resentimiento, pues he aprendido que perdonar es recordar sin que me duela.

¿En este momento, siento que tú y yo estamos cumpliendo una cita con el destino y sabes? Si de pronto hoy estás pasando por algo así, quiero contarte que sentir tristeza tras una relación que llega a su fin es absolutamente normal (me costó lágrimas y desvelos aprenderlo).

Es normal

- Que los deseos frecuentes de llorar, sean tu único compañero al almorzar.
- Que la rabia entre a tu mente sin pedir permiso y quieras acabar con todo mundo.
- Que sientas frustración.
- Que la soledad se vuelva tu mejor amiga. Que la sensibilidad emocional suba su nivel.
- Que tengas constantes faltas de concentración.
- Que el aislamiento y las ganas de estar sola les ganen a las ganas de ir a la fiesta.
- Que pierdas interés en tus actividades habituales: comer, dormir, trabajar, estudiar y muchas otras.

En fin...

En este desierto emocional, uno se puede encontrar falsos oasis. La sed aumenta, esa sed que no se sacia y que seca no solo el alma, sino el corazón. La buena noticia es que tu tristeza empieza a desaparecer cuando encuentras placer en tu nuevo estado de vida, cuando te acostumbras y te adaptas a estar sin tu pareja. Esa fase es la más dura, pero estoy segura de que, si yo pude, tú también podrás superarla.

Ahora bien, hay situaciones más graves en las que se llega a la depresión. En esos casos puedes sentir que no tienes un lugar en el mundo y no encajas en nada de lo que haces. Con estos síntomas sabrás si la tristeza ya se convirtió en depresión:

- Sentimiento de vacío.
- Falta de motivación.
- Trastornos del sueño.
- Problemas con la alimentación que llevan a pérdida o aumento de peso.
- Baja autoestima.
- Pensamientos negativos relacionados con la muerte.

¿Sabes?

Solo quienes hemos pasado por ese lacerante dolor, que llega hasta los huesos y hiere el alma, sabemos que, en algún momento de la situación la sensación de desamor deja de importar, es como si el cuerpo bloqueara ese dolor para concentrarse en la supervivencia.

De hecho, según estudiosos del comportamiento humano, cuando el trauma es tan grande, el cerebro se desconecta para sobrevivir. Es como si se desconectara la mente del cuerpo, se disminuye la capacidad reflexiva, nos aplicamos una potente dosis de analgesia emocional, y simplemente nos vamos a donde la imaginación nos lleve. Esto nos favorece y genera unos momentos de descanso para una mente que, ante la situación de drama va a 200 millas por hora.

¡El sentir propio pasa a un segundo plano!

Ya no importa el dolor, la rabia, la frustración, las preguntas, los proyectos inconclusos. Lo único que importa es sobrevivir y no morir arrodillada frente a la situación. El tiempo pasa sin darnos cuenta, se va como agua entre los dedos, pero da igual, pues lo que ahora importa y bastante, es la adaptación frente al desafío.

Al cerebro poco o nada le interesa la verdad, la aclaración de los hechos. El cerebro, como ya lo dije, busca sobrevivir. A eso se le llama "Mecanismo de disociación" y en ese periodo, prevalece precisamente eso: la supervivencia.

Al pensar en supervivencia no puedo dejar de pensar en mi familia. En esa pequeña manada a la cual pertenezco, de la cual salí en algún momento con tanta ilusión, pero que me acepta con todo y mis heridas. En ocasiones profundas. Si algo tenía claro es que en medio de esta crisis podía contar con mi familia, eso reducía mi estrés y preocupación.

Como coach he encontrado diversos casos en los que la persona en crisis no tiene a quien acudir, pues además de su situación sentimental actual, también tiene alguna disfunción familiar. A propósito de esto, encontré un interesante artículo de Donald Meltzer (1986) psicoanalista estadounidense titulado: Familia *tóxica: características y cómo alejarse,* en el que habla de cuatro tipologías de grupo familiar:

Familia aglutinada

Es aquella en la que todos sus miembros tienden a estar todos juntos siempre y a pensar igual, por lo tanto, el individuo que pertenece a este tipo de familia, pierde su identidad. Dentro de estas familias, la individualidad tiene poca importancia. Según Meltzer (1986) puede aparecer el efecto claustrofóbico, creando la sensación de que no se puede salir de esa estructura familiar. Las personas que forman parte de este tipo de una familia aglutinada son de mentalidad cerrada y sus pensamientos están basado en la desconfianza: nosotros somos los buenos, los otros los malos.

Familia uniformada

Es un tipo de familia con tendencia a la sumisión y a negarse a las diferencias. Las interacciones dentro de ella, son rígidas y, además, abunda la autoridad y la exigencia. En estas familias hay mucho control y poca reflexión.

Familia aislada

Dentro de una familia aislada la importancia recae en el individuo, en ellas predomina la individualidad, por lo tanto, hay un deterioro en la identidad grupal y las interacciones dentro de la familia son superficiales.

Siempre que sea posible, pienso que se debe tratar de llevar la fiesta en paz, con la familia, al respecto he llegado a las siguientes conclusiones:

- No soy quién para juzgar el comportamiento de ningún familiar.
- La pareja que mi hermano, prima o sobrino escoja, es su pareja y yo debo aceptarla.
- El chisme es el peor cáncer al interior de una manada, ¡corta con él! No somos perfectos. Todos tenemos puntos positivos y negativos. Debo aceptar a cada uno tal cual es.

- En momentos de crisis, lo único que pides a gritos es un abrazo sincero, una palabra de ánimo donde se te diga: *todo va estar bien.*

Acudiendo a mis recuerdos, de manera muy extraña, mi paladar blando siente ese exquisito sabor a café, bebida que he evitado desde que me diagnosticaron cáncer. Situación que superé con la ayuda de Dios (más adelante te cuento).

Acabo de servir mi segunda taza de agua aromática, por un momento solté el computador, posé mis manos en mi cara y por mi cabeza pasaron tantos recuerdos dolorosos, pero bellos.

- El lugar a donde llegamos a vivir con mis hijos.

- La comida que nunca faltó.

- El amor de familia que experimenté.

- Ese delicioso aroma de hogar que empezó a reinar.

Creo decididamente que Dios permite que pasemos por diversas situaciones y que, en momentos de crisis, aparece mi familia como apoyo, razón que me lleva a ser agradecida con Dios y con la vida.

No sé cómo sea tu relación con tus parientes o qué clase de familia te ha tocado, pues a veces quienes deberían dar apoyo ocasionan las heridas más profundas. Si ese ha sido tu caso, ánimo, aquí estamos tú y yo para darnos ánimo y continuar para adelante. ¡¡¡Échale ganas!!!

Sé que de pronto las circunstancias te han golpeado, te han humillado, el sentido de soledad se ha manifestado. Pero ánimo: la soledad no es tu compañera. ¡¡¡No tiene por qué serlo!!!

Aquí estoy yo y vamos a seguir aprendiendo, pero antes de continuar, solo quiero dejarte claro algo: el ser humano tiene necesidades básicas por satisfacer, y aunque el alimento, el agua y el abrigo son primarios, tampoco podemos olvidarnos de los demás.

A propósito, te invito a ver la siguiente pirámide, diagramada por el Dr. Abraham Maslow y explicada en el *Diccionario Económico* por Pablo Sevilla Arias (2020) donde señala:

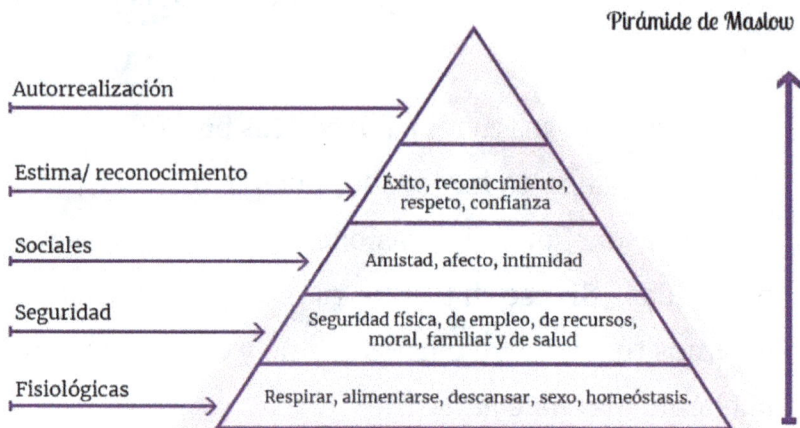

Pirámide de Maslow

Autorrealización

Estima/ reconocimiento — Éxito, reconocimiento, respeto, confianza

Sociales — Amistad, afecto, intimidad

Seguridad — Seguridad física, de empleo, de recursos, moral, familiar y de salud

Fisiológicas — Respirar, alimentarse, descansar, sexo, homeóstasis.

Necesidades básicas o fisiológicas:

Son las necesidades básicas para la supervivencia del individuo, tales como respirar, alimentarse, hidratarse, vestirse, sexo, etc.

Necesidades de seguridad:

Un tipo de necesidad que crean la sensación de orden y seguridad en la vida, tales como salud, tener un ingreso fijo, vivienda, etc.

Necesidades sociales:

Están relacionadas con la necesidad de pertenecer a un grupo social, familia, amigos, pareja, compañeros del trabajo, etc.

Necesidades de estima o reconocimiento:

Son aquellas necesidades tales como la confianza, la independencia personal, la reputación o las metas financieras.

Necesidades de autorrealización:

Estas necesidades ocupan el quinto nivel y el más alto dentro de la Pirámide propuesta por Maslow, ya que solo pueden ser satisfechas cuando todas las demás necesidades han sido alcanzadas. Dan la sensación de haber llegado al éxito personal.

Desde el momento en el que me convertí en madre soltera, me dediqué completamente a mis hijos, me enfoqué tanto en nuestra salud mental como física, sabía que era una prioridad para poder sanar las heridas que fueron causadas por el divorcio. No quería que nos doliera nada.

Me convertí en la cabeza de la manada y acepté el desafío de liderazgo que la vida me impuso, descubrí que, para salir adelante y superar ese momento tan duro debíamos estar unidos, ser un equipo, mis hijos debían saber que contaban conmigo y yo con ellos.

No te puedo negar que en muchas ocasiones mis hijos fueron mi refugio, el techo bajo el cual cubrirme, las risas de mi niña, los juegos rudos de mi hijo. Una infinidad de situaciones que cada día nos unía más. En fin, comprendí que para que un núcleo familiar salga adelante, debe convertirse en un equipo.

La unión hace la fuerza.

Bajo esta premisa, las empresas más exitosas trabajan con las cinco C del trabajo en equipo que son: comunicación, coordinación, complementariedad, confianza y compromiso, sobre éstas te contaré en las siguientes líneas. Vale decir que, los expertos afirman que gracias a ellas la rutina se hace más llevadera, poniendo en práctica técnicas como el liderazgo y otras que favorecen el buen ambiente en el trabajo. El que haya objetivos comunes son otros factores que mejoran gracias a la puesta en marcha de estos propósitos.

Las cinco C del trabajo en equipo:

Los expertos aseguran que la puesta en marcha de estos cinco conceptos tiene muchas ventajas tanto para las empresas como para las familias que las apliquen.

Aunque, aparentemente es un concepto aplicable netamente a una empresa, creo firmemente que una familia es la más grande e importante empresa que se puede tener. Con mis hijos aplicamos lo siguiente:

1. Comunicación

Sin duda, la comunicación es uno de los pilares del trabajo en equipo y la garantía de que las labores que corresponden a un grupo de personas sean realizadas de manera correcta, eficiente y con buen ambiente; por tanto, es preciso que todos los miembros cuenten con toda la información necesaria para poder desarrollarla.

Por eso, en los equipos de trabajo hay que olvidarse de ambigüedades. Los canales de información y los procedimientos para facilitarle a todos los compañeros, deben estar muy claros para que no haya pie a malos entendidos o que una sola persona no pueda desarrollar su labor en el tiempo y forma adecuadas porque no tuviera todas las indicaciones claras.

La comunicación debe ser clara, abierta y transparente. No debe haber tiranía ni coacción. Debe haber libertad, donde tanto tú como cada uno de los miembros de tu familia se sientan en la capacidad de expresar lo que sienten. Teniendo esto claro, Tuve aprendí a escuchar a mis hijos en cada uno de los conflictos que al crecer surgían.

2. Coordinación

En todo equipo debe estar presente la figura del líder, esa figura es quien se encarga de coordinar las tareas y los miembros, conociendo a fondo cada uno de ellos para asignar los trabajos a las personas que mejor preparadas están para cada punto.

El líder debe ser accesible para los miembros del equipo y ser flexible a la hora de realizar la coordinación de la actividad a realizar de manera positiva. De esta forma cada integrante del equipo obtendrá mejores resultados. En mi familia, yo era la líder y no podía ser inferior a esa responsabilidad.

3. Complementariedad

En el punto anterior te hablé del líder y de su papel a la hora de coordinar a los miembros del equipo, eligiendo al mejor preparado para cada labor. Bien, pues la complementariedad es eso, contar en el equipo con personas con conocimientos y habilidades particulares para ser capaz de dar respuesta a las necesidades. Mientras mi hija servía el jugo, el niño acomodaba los platos y yo preparaba la cena. ¡Nos convertimos en equipo!

Por tanto, y siempre que sea posible, es importante formar equipos en los que sus miembros se complementen. Conocer a cada persona previamente favorece la coordinación de las tareas. Es una buena opción apostar por la creación de equipos de personas con diferentes perfiles, aunque la coordinación resulte más compleja, puesto que de esta manera se enriquecerán los resultados.

4. Confianza

Para facilitar la agilidad en el trabajo, es preciso que se genere confianza en el equipo. Y también ganarla. La comunicación transparente o el tiempo en el que los miembros se conocen es importante para que se cree ese ambiente perfecto.

Además, es importante seguir generando día a día. Por tanto, el líder debe explicar de manera clara y concisa el proyecto al equipo, las labores que realizará cada persona y cuál es el objetivo final que se quiere conseguir.

5. Compromiso

Si los puntos anteriores se realizan de manera eficiente, el compromiso de los miembros del equipo crecerá. El líder, como ya se ha apuntado, debe velar por que cada persona conozca su labor y los objetivos comunes, contribuyendo de esta manera al incremento de la motivación de todos los componentes. El compromiso ha de ser con el trabajo, con los compañeros y con la familia.

Como se puede observar, las 5 C del trabajo en equipo son fundamentales para que los resultados sean óptimos. Se trata de poner en valor el talento de cada miembro para la consecución positiva del objetivo final. Si no se tienen en cuenta estos conceptos, es difícil que el equipo funcione como debe.

Nuestro objetivo siempre fue uno: ¡Ser felices a pesar de las circunstancias!

Mi desafío ahora era que mis hijos no se quedaran en el dolor de la pérdida.

Estábamos ante un duelo y debíamos desarrollar estrategias para superarlo. En este punto te comparto algunas que aplicamos, a lo mejor te servirán:

Hay que tener en cuenta que los síntomas del duelo no son sólo emocionales, puede haber también síntomas físicos como cansancio extremo, pérdida del apetito o pérdida del deseo sexual, entre muchos más.

1. **Acepta el proceso de duelo:** el duelo puede alargarse más o menos en el tiempo, aunque se calcula que el tiempo está entre seis meses y un año. El nivel de afectación de la persona también variará entre unas y otras, la vida diaria de algunas no se verá

prácticamente afectada, mientras que las de otras pueden afectar profundamente. En todo caso, tu entorno social será clave ya que ayudará a que puedas superarlo poco a poco y poder retomar tu vida normal después del periodo de duelo.

2.   **Acepta tus sentimientos:** no todo el mundo siente tristeza ante una pérdida. Puede ser que te sientas enfadado, ansioso o que te parezca que no estás tan triste como deberías. No hay un manual que explique cómo se vive el duelo. Acepta los sentimientos que sobrevengan y no te juzgues.

Yo vivía con culpa. Les pedía disculpas constantemente a mis hijos por no haber hecho más para evitar el divorcio. No me daba el derecho de sentir. Aunque me sentía triste y decaída, intentaba bloquear todo y actuar como si no pasara nada.

3.   **Comunica lo que sientes:** la pena compartida es menor. No sientas vergüenza o miedo al qué dirán. Comunica lo que sientes, los pensamientos que te pasan por la cabeza, con una persona de confianza que te pueda comprender y apoyar. En caso de tener hijos, no les escondas tu dolor. Tengan la edad que

tengan, será un buen aprendizaje emocional para ellos ver que su madre o su padre son capaces de mostrar sus sentimientos sin temor ni vergüenza.

Yo cometí el error de esconder mis sentimientos y por eso me sentía muy abrumada, no quería que mis hijos me vieran triste o débil, pensé que les estaba haciendo un bien y que los estaba protegiendo de más dolor. Quería que siempre me vieran fuerte, aunque me estuviera muriendo por dentro.

4. **Llora:** el llanto tiene un efecto analgésico que provoca esa sensación de liberación que nos inunda después de derramar las lágrimas. No te impidas llorar, el llanto es la expresión de la tristeza y reprimirlo sólo te provocará más ansiedad, tristeza e irritabilidad.

Precisamente, llorar es algo que yo hacía constantemente, aunque lo intentaba no podía detener las lágrimas porque sentía que mi corazón explotaría de tanto dolor y tristeza.

5. **Rodéate de gente:** quizá no te apetezca ahora mismo, pero haz un esfuerzo e intenta no estar solo

mucho tiempo seguido. Explícales a tus amigos o familiares cómo te sientes y pídeles que te hagan compañía en casa hasta que estés preparado para empezar a salir de nuevo.

Yo me refugiaba en mi mamá, aún sin palabras, ella sabía siempre qué hacer y qué decir. Ella de verdad sentía mi dolor y sufrimiento. Verla sufrir me causaba más dolor, pero su amor y apoyo sobrepasaba todo.

6. **Evita sobre ocuparte:** una estrategia que lleva a cabo mucha gente en proceso de duelo es intentar superarlo a través de múltiples actividades encadenadas. Sin tiempo para pensar, reflexionar y aceptar los sentimientos, el proceso de duelo se alargará mucho más y corre el riesgo de quedarse enquistado.

Yo siempre me mantenía ocupada para no tener tiempo de pensar. En vez de enfrentar el duelo, lo evitaba.

7. **No te deshagas de los objetos:** esos que te recuerdan el motivo del duelo, aunque resulte una opción tentadora, si lo haces, además de estar

huyendo del problema, más adelante te arrepentirás. Esa persona y esos objetos son parte de tu historia.

Con el proceso del divorcio, me quise deshacer de las cosas que me recordaban a mi pareja, fue una reacción automática.

El cáncer lo enfrenté con valentía, los recuerdos quedaron como una lección de vida y no como dolor. Ver esos listones rosados me recuerdan del milagro de Dios en mi vida.

8.   **Cuídate:** aunque no tengas ganas de hacerlo. Intenta mantener una rutina de cuidados personales que incluyan la higiene tanto como la actividad física ligera. No es necesario ir a un gimnasio, simplemente levántate y camina por casa, activa tus músculos y haz algunos pequeños ejercicios de estiramiento. No te olvides de cuidar también tu alimentación, si estamos bien alimentados somos más capaces de sobreponernos al dolor.

Aunque a veces no quería hacer nada, ni comer, lo hacía porque recordaba que tenía a dos angelitos que dependían de mí. Éramos un equipo que nos fortalecíamos el uno al otro con la ayuda de Dios.

9.   **Tómate tu tiempo:** no tengas prisa, no te presiones, no hay una fecha límite para finalizar el duelo, poco a poco te irás sintiendo mejor.

Lo mejor que pude hacer fue asumir un día a la vez y confiar en que el día de mañana sería mejor. Cada vez estaba más cercana a la sanación interior.

10.   **Busca un grupo de apoyo:** los grupos de apoyo están normalmente formados por personas que están pasando por diferentes situaciones de duelo. En ellos se habla sobre los sentimientos y las emociones y permiten normalizarlos en un contexto concreto.

Yo pertenecía a grupos de apoyo en la iglesia. Estar rodeada de personas que se refugian en la palabra de Dios para su sanación, fue una gran ayuda para mí, también mis hijos asistían a estudios bíblicos y grupos de apoyo para jóvenes. No hay nada mejor que refugiarnos en Dios, Él fue y siempre ha sido nuestra fortaleza durante todas nuestras tormentas.

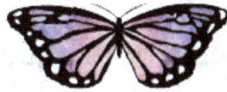

La manada está en la cueva 2

Fueron más de 1400 noches soñando con ese día, en el que Dios nos regaló nuestra casita ¡Y el día llegó!

Entiendo que de pronto te incomoden los diminutivos, de hecho, para mí fue una de las más grandes bendiciones que he recibido. Permíteme decirle; "nuestra casita", con cariño. Es como cuando tú le dices al ser que amas: "mi amorcito" o cuando al llamar a tu hijo con ternura, le dices: "venga mijito".

Nuestra manada (mis dos pequeños y yo) necesitábamos de manera urgente un lugar al cual pertenecer. Esa bendita casa la amé, por lo que representó. Esa casa olía a Gloria, a hogar. Cada centímetro, reflejaba el sudor, las lágrimas, los esfuerzos hechos. Creo que cada rincón fue testigo mudo de cómo eso tan material se convirtió en un trofeo de guerra, guerra por la que aún estábamos pasando, pero ya la estábamos superando.

Me atrevería a afirmar que tú aún recuerdas el olor de la casa de tu abuela, el aroma de café por la mañana en tu casa paterna, los frijoles que cocinaba tu mamá cuando a ti se te hacía agua la boca. En fin, una casa es eso y transmite eso, creo que una casa debe oler a casa, a hogar.

Algunas personas pretenden que su casa huela a tienda de perfumes o al lobby de hotel. Otras, desean que su casa se vea reluciente, impecable. Y aunque soy amiguísima del aseo, una casa, en especial donde hay niños, siempre estará expuesta a juguetes esparcidos en el piso, a paredes pintadas con crayolas (por lo regular de colores llamativos), a restos de manzanas en medio de la sala. Este tipo de situaciones en ocasiones generan mal genio entre nosotras las mamás, pero créeme que cuando se crecen y ya no están, vas a desear devolver el tiempo así el precio sea ver la pared blanca de la sala, atravesada por la mitad por una raya anaranjada.

El principal aroma de una casa debe ser el amor, pues un entorno en el que uno se sienta aceptada, querida y perteneciente, es lo mejor para la salud física y mental. Sobre este tema, encontré el siguiente artículo: *El estrés crónico y su relación con el acortamiento de telómeros y el envejecimiento prematuro* escrito por José Coronado Martínez (2018) quien es Licenciado en medicina y Cirugía, Medicina Familiar y Comunitaria. Él señala que, el estrés crónico, el desamor y el abandono conducen a deterioro y acortamiento de los telómeros acelerando el deterioro celular a través de diferentes mecanismos tanto conductuales, inmunológicos y metabólicos (estrés oxidativo) que inciden en el deterioro celular molecular que finaliza con una vejez prematura.

De igual modo en su artículo apunta que existe en casi todos los estudios clínicos una relación directa y proporcional entre el estrés percibido y el grado de acortamiento telomérico, así como una menor actividad de la telomerasa.

Destaca Coronado Martínez (2018) que, el acortamiento de los telómeros en las células inmunes está ligado a estados de morbilidad y por ende a una susceptibilidad al deterioro celular y al acortamiento de telómeros y senectud prematura. Los estudios clínicos en trastornos psiquiátricos muestran una clara relación entre el acortamiento telomérico, baja actividad de telomerasa y acelerado deterioro celular con envejecimiento prematuro.

Finalmente, el autor afirma que gracias a este estudio clínico pudo determinar que no todos los individuos sometidos a estrés crónico desarrollan un acortamiento de telómeros y senescencia prematura lo que sugiere que otros mecanismos están involucrados dentro de este proceso, entre ellos el grado de percepción del estrés, la genética, el entorno y los hábitos de vida.

En este sentido, gran parte de las dificultades sociales iniciaron cuando los espacios se empezaron a encoger y la casa dejó de ser ese espacio amplio con patios, huerta, ante jardín, pasillos amplios y altos, habitaciones grandes. Donde nos sentábamos con exquisita atención a escuchar las épicas historias de nuestros abuelos, historias que trascienden por generaciones y muchas se convierten en legado y estilo de vida.

Recuerdo varias

La historia de la niña que gritó a su mamá y se le cayó la lengua, la del niño que empezó a correr cuando su papá lo estaba corrigiendo y se lo tragó la tierra, la del perro que le habló al señor que lo pateó.

En fin, algunas parecían sacadas del mejor libreto de Hollywood, pero al fin y al cabo servían para nuestra formación moral y espiritual. En tu casa, así sea pequeña, tus hijos, tu pareja y tú, tienen un lugar al cual pertenecer.

¿Has notado que en el comedor siempre ocupamos el mismo sitio?

Casi siempre dormimos al mismo lado de la cama (y hasta del mismo lado del cuerpo, de ahí nacen las arrugas de expresión facial) y por lo general ocupamos el mismo lugar en la sala de televisión y en el carro.

El ser humano se parece a cómo vive. Diversos estudios de salud pública han demostrado que cuando al sector vulnerable de la sociedad (cordón de miseria), le cambias la estructura física por algo más digno, la proyección de esos chicos, la visión de esas madres, el compromiso de esos padres, cambia, y el resultado se ve en menos delincuencia, menos patologías crónicas, disminución de las tasas de embarazos no deseados. En fin, la vida cambia cuando transformamos el entorno. Tener casa propia no es riqueza, pero cuánta falta hace no tenerla.

Y nuestra vida empezó a cambiar, ya mis hijos tenían un lugar al que podían llamar: suyo.

Un lugar en el cual podrían sentirse libres de construir nuevos sueños, fue un momento de gran felicidad cuando el agente de ventas me entregó las llaves, esas llaves para mí eran más que un artefacto que abriría la puerta de nuestro hogar.

Esas llaves traían la clave para abrir la puerta a muchas más bendiciones, abrieron y despertaron sueños que estuvieron dormidos por muchos años de tristeza, despertaron la ilusión, las ganas de volver a sonreír, volver a soñar, volver a confiar, volver a empezar y las ganas de volver a vivir.

Poco importaba la marca o el tamaño de los muebles, los colchones o las camas, estábamos en nuestro palacio y nunca nadie nos iba a humillar o a sacar de ahí.

Ahora el desafío continuaba pues había que convertir ese espacio físico en un lugar acogedor y representativo para todos nosotros, ahora el ahorro tenía nombre propio: esto para las camas, esto para el sofá y estas monedas sobrantes para el televisor.

En numerosas ocasiones he sido testigo de cómo hay personas que se conformaron con lo material, pensaron que con dinero podrían llenar sus más grandes vacíos. Hace unos años leí en un libro algo que nunca olvido:

Con dinero:

Podrás comprar la cama, pero no comprarás el sueño.

Podrás comprar el reloj, pero no el tiempo.

Podrás comprar el libro, pero no podrás comprar la historia.

Podrás comprar un estatus económico o social, pero no el respeto.

Podrás comprar la medicina, pero no la salud.

Podrás comprar la sangre, pero no la vida.

Podrás comprar sexo, pero no el amor,

Podrás comprar una casa, pero no un hogar...

El baúl de los recuerdos

El *sensei* les indicaba cómo saludarse entre ellos, al mismo tiempo debían voltear a mirar hacia donde estábamos sus padres y con un amable gesto de sus brazos expresaban cordialidad. Luego empezaban los gritos fuertes, las exhalaciones, un festival impresionante de quimonos, cinturones de diversos colores, moñas de niñas, sudor y hasta fuertes caídas. En fin, mis tardes las empecé a pasar en los entrenamientos de artes marciales de mi pequeña Dyanne.

Poco a poco esos entrenamientos empezaron a dar frutos los cuales se notaban en el brillo de los ojos de mi pequeña. Tener la oportunidad de socializar, platicar y reír con otros niños era una experiencia sublime para ella, y para mí se convirtieron en mi mejor terapia anti estrés. Ver su motivación y esfuerzo durante las clases, hacía que me olvidara de cualquier tormenta que estuviéramos enfrentando.

El deporte en los niños y en los adultos está científicamente indicado cuando hay problemas de tipo emocional, tal como afirma Jorge Ruas (2014) quien es investigador principal y miembro del departamento de Psicología y Farmacología del Instituto Karonlisnka, en el artículo titulado *El músculo esquelético PGC-1α1 modula el metabolismo de la quinurenina y media la resistencia a la depresión producida por el estrés* publicado en línea en el que señala lo siguiente:

Esta investigación inició con un estudio en ratones y fue llevada a cabo por los investigadores del Instituto Karolinska de Suecia; en esos roedores se observó cómo el ejercicio físico induce cambios en el músculo esquelético —un tipo de músculo unido al esqueleto— que ocasionan la limpieza de una sustancia que se acumula en la sangre durante los momentos de estrés y que es perjudicial para el cerebro.

Durante esta investigación se manejó como hipótesis inicial que los músculos entrenados podrían producir una sustancia con efectos adversos para el cerebro. Posteriormente, la investigación arrojó, por el contrario, que los músculos bien entrenados producen una enzima que depura el cuerpo de sustancias perjudiciales. En este contexto, se puede afirmar que, la función del músculo recuerda a la del riñón o el hígado, por lo tanto, se puede afirmar que, la actividad física puede:

- Liberar estrés y calmarte.
- Mejorar tu estado de ánimo y ayudarte a pensar con claridad.

- Alejar tu mente del tabaco si estás intentando dejar de fumar.

- Ayudarte a controlar el apetito.

- Ayudarte a bajar de peso (si tienes sobrepeso) o a mantener en un peso saludable.

- Aumentar la energía y la vitalidad.

- Reducir la presión arterial.

- Aumentar tus niveles de colesterol HDL "bueno".

- Reducir el riesgo de cardiopatía y derrame cerebral.

- Ayudarte a controlar la glucemia mejorando la forma en la que tu cuerpo consume insulina.

- Mejorar la calidad del sueño.

Luego de revisar lo planteado en esta investigación lo comparo con una situación personal, ya que durante cinco años mi princesa se ausentó de paseos, de televisión, de comida chatarra e hizo lo que otros niños de su edad no harían: entrenar con disciplina y amor. Esto le permitió a mi guerrera obtener lo que muchas soñarían, ser cinturón negro de taekwondo, fue un gran avance para ella y una gran enseñanza para mí.

A continuación, quiero destacar estas cualidades que admiro de mi pequeña:

- La disciplina.
- El esfuerzo.
- La paciencia.
- La visión.
- La autoconfianza.
- La ambición.
- La pasión.

En fin, como lo puedes notar, la vida continuaba dándome lecciones, lo cual despertó en mí un deseo aún mayor de aprender más del comportamiento humano. Ahora sé que, lo que el cerebro quiere ver, el corazón se lo muestra y así me sucedió.

A propósito de lo que vengo contando, encontré los siguientes datos mencionados por la reputada psicóloga norteamericana y profesora en la Universidad de Pennsylvania, Angela Lee Duckkworth (2016), sobre las características de los triunfadores:

1. Una persona con carácter para triunfar puede cometer un error, pero lo vuelve a intentar. Entiende que caer para levantarse no es caerse. Que un error es simplemente eso y que el resultado actual no determina su estado final.

2. Una persona que ha decidido sobresalir no deja de luchar, pese a que parece tener todas las de perder. Así las fuerzas se acaben, así la cosecha sea pisoteada, sigue luchando.

3. Un triunfador en potencia, aunque tenga miedo a un encargo, será capaz de cumplir con una dura tarea. Por ejemplo: abrir una conferencia, llamar a un extraño, etcétera. Recuerda: tener miedo de hacer algo y, pese a eso, realizarlo, es precisamente tener valor. Olvídate del estereotipo de que una persona exitosa no le teme a nada.

4. Una persona con posibilidades de alcanzar el éxito tiene sus emociones bajo control. Por ejemplo, esa

persona con algún tipo de inquietud evita que la duda lo consuma. Podrá llorar, podrá reír, podrás enojarse, pero al final no dejará que sus emociones lo dominen y obtendrá lo que se propone.

5. Un triunfador en potencia confía en su instinto, por supuesto, no se trata de un irresponsable que solo sigue sus corazonadas, me refiero a una persona que, con base a la experiencia adquirida toma las mejores decisiones.

6. Da más de lo que recibe, por ejemplo, aquella persona completamente comprometida con su emprendimiento o centro de labor que siempre hace un esfuerzo extra.

7. Va para adelante, aunque en el camino no tenga seguidores, a pesar de que nadie le crea. Aunque las personas que deberían respaldarle, le abandonen. Tiene confianza en lo que hace.

8. El plazo puede parecer imposible, pero lo cumple y lo hace superando las expectativas. Entiende que nunca es tarde, y que, aunque no ha llegado a donde se dirige, tampoco está donde estaba cuando inició.

9. Aún con la mente nublada, no se le pasan los detalles. Esto sucede porque está concentrado en su labor, no pierde el discernimiento ni la capacidad de análisis.

10. Se hace responsable de sus acciones. Tiene la entereza de decir "me equivoqué" o "lo siento" cuando corresponde. No busca culpables ni a quién acusar, asume las consecuencias de sus actos.

Uno de los recuerdos más lindos que tengo es que a mi hija le encantaba ir a sus clases de modelaje y baile, a ella siempre le ha gustado bailar. Cuando ella ensayaba en casa, yo me ponía a bailar con ella, pasábamos tiempo de calidad tan alegres y divertidos. Su risa y verla bailar me llenaban de vida.

También recuerdo con igual emoción, como si fuera ayer, la felicidad de mi hijo Fabián cuando jugaba béisbol. Tuve que hacer un curso intensivo de pitcher, tercera base, cátcher, etc. El estar rodeado de compañeros de su equipo, lo hacía sentir tan importante y especial. Recuerdo la fuerza con la que le pegaba a la pelota y corría con tanto esmero, era como si a través de ese bate evacuara dolores y frustraciones. Mientras él jugaba, mi hija y yo aplaudiendo, gritando su nombre y echándole porras. En alguna ocasión grité y animé tanto que, aunque éramos más de cuarenta padres y madres en el lugar, el silencio fue absoluto. Todos me estaban mirando. Me emocioné tanto, que olvidé estar rodeada de personas, eso suele pasar.

Lo bonito era que "nuestra manada" se seguía fortaleciendo, apoyados el uno al otro con la ayuda de Dios.

¿Te gusta el jazz? Yo debo reconocer que a mí me fascina, y mi hijo aparte del béisbol, pertenecía a una banda de jazz. Escuchar noche tras noche cómo afinaba su trompeta, se convirtió en un ritual en la casa. A todos nos encantaba ir a los conciertos, era un lugar de paz, tranquilidad y felicidad.

La música es tan hermosa, terapéutica y llena los vacíos del corazón, y a mí, además, de relajarme con cada nota, lo que más me generaba placer era estar junto a mis hijitos y verlos crecer.

La vida me ha enseñado que la competencia no es con otra persona, sino conmigo misma. En pocas palabras, con superarme cada día y ser mejor que el anterior, es más que suficiente y es el primer eslabón para avanzar. Esa misma información se la transmití a mis hijos, por lo cual cuando supe que Fabián, calificó como candidato que podría recibir uno de los honores más grandes de su *middle school*, mi alegría fue inmensa. No me interesaba si era el mejor o el número uno del salón, solo con saber que se superó a sí mismo, era un gran logro. Sin embargo, la vida nos sorprende en la ceremonia de graduación, Fabián fue reconocido como estudiante destacado y recibió el premio que se le da solamente a un alumno del 8vo grado. Ese alumno, por tres años, debió haber representado a la escuela por su disciplina, buen comportamiento, buenas calificaciones y servicio a la comunidad. Eso fue un gran honor y bendición para nosotros. El ser reconocido por su esfuerzo lo motivó a seguir luchando y no darse por vencido pase lo que pase.

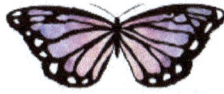

El apoyo que da vida   3

Quiero iniciar este capítulo compartiéndote este poema a la madre soltera de Lezama Zoria.

Poesía a la madre soltera

No te rindas madre soltera

Para tus hijos eres una guerrera

No pienses que la vida es injusta

Tus hijos te admiran y te disfrutan

Eres padre y madre a la vez

Escondes el cansancio

por debajo de tu piel

Tu jornada a veces acaba a las diez

Y si tienes suerte empieza a las seis

Muy pocas veces descansas

los domingos

Pero tus hijos son motivos lindos

Para ti, no importa trabajar de más

Pero tu dignidad, no

la venderás jamás

Si ser madre es una bendición

Ser padre y madre es

bendición doble

Dios te premio con un corazón
valiente, fuerte, pero

sobre todo, noble

¡Te admiro madre soltera!

Eres un ángel o una extraterrestre

No sé lo que seas realmente

Pero bien sé, que tus hijos,

saldrán adelante

Cueste lo que cueste.

No sé se tú, pero a mí se me encharcan los ojos cada vez que la leo, en ocasiones es el amor propio el que nos levanta. En otras es el instinto de supervivencia, pero en muchas ni siquiera sabes de donde sacaste fuerza cuando creíste que se te habían acabado, no entiendes cómo respondiste de manera tan cordial cuando era la rabia y la frustración lo que deseabas expresar, no te explicas de dónde salió esa palabra de ánimo para un hijito o una amiga cuando estabas destrozada por dentro, pero ten en cuenta algo: algún día llegará alguien que te abrazará tan fuerte, pero tan fuerte, que todos tus pedazos rotos y descompuestos se volverán a unir. Dios me mandó a personas especiales en mi vida que me llenaban de fuerza y amor con cada abrazo.

El amor se viste de té verde

En mi caso particular una de las demostraciones de amor es que me despierten con una sonrisa y si se puede, con el desayuno servido en mi cama. ¿Será mucho pedir?

Estando aún medio dormida y cuando mi salud no estaba bien, sentía desde temprano unos pasitos en la cocina, también escuchaba pequeños susurros y grandes esfuerzos para que unas manos tan chiquitas alcanzaran un plato, un vaso o una cuchara. Eran mis hijos quienes estaban preparándome el desayuno. Ese té caliente verde que atravesaba mi garganta, pero creo que no se iba para mi estómago, llegaba a mi corazón. Para no romper el protocolo, ni dañar la sorpresa, a mí me tocaba aparentar que estaba dormida y ellos con ese esfuerzo tan inmenso abrían la puerta del cuarto y me despertaban con una hermosa sonrisa y un manjar preparado por ellos. Ese era el mejor antidepresivo, el mejor calmante de dolor, esa fue por muchas ocasiones la mejor terapia analgésica para el dolor físico y emocional, con esto mis hijos me hacían sentir que valía la pena continuar, que el amor verdadero sí existe. Qué momentos tan inolvidables y hermosos, ellos me hacían sentir tan amada y valorada. Estoy y para siempre estaré agradecida con Dios por la gran bendición de tener el amor y apoyo de mis angelitos.

Aunque eran pequeños momentos, para mi eran destellos de luz y esperanza, pues cuando se es madre soltera, (que de soltería no tiene nada), se pide a gritos un detalle, una palabra de ánimo un gesto de amor.

Una madre soltera busca

- Alguien en quien confiar, con quien poderse desahogar, una persona que demuestre empatía ante la situación y más cuando hay heridas aún expuestas.
- Volver a confiar en sí misma; pues las culpas, las dudas hacen que retumbe en nuestra cabeza la constante pregunta: ¿seré buena madre? En este punto debemos tener demasiado cuidado con las voces que escuchamos, pues hay personas que pueden dejarnos con unas dosis altas de toxicidad y de desconfianza hacia nosotras mismas.
- Aprender a tomar decisiones sola: es una de las cosas más retadoras que existen pues a las mujeres nos gusta consultar y comparar antes

de tomar una decisión. Así no nos aconsejen, simplemente buscamos sentirnos escuchadas. Y el tomar decisiones por cuenta propia, con el temor implícito de la incertidumbre hacia el resultado, hace que optar por una u otra opción se convierta en toda una travesía.

- Aprender a comportarse ante la soledad, cuando los niños están con su papá. Debemos reconocerlo, a las mujeres nos encanta sentirnos extrañadas. Cuando eso no ocurre, sentimos que sobramos o que no valemos. Es tan particular ese sentimiento, que he conocido amigas que lloran más que su hijo cuando lo dejan en su primer día de escuela. ¿No te ha pasado que cuando tus hijos o tu pareja no desean lo que les cocinas, te sientes frustrada? Y no es que las mujeres solo tengamos valía, por las labores de la casa. Es que eso nos los insertaron como un microchip en nuestros cerebros.

- No estresarse por el dinero: es normal que todos nos preocupemos por el dinero, pero puede ser aún más abrumador para las madres solteras, ya que no tienen a nadie en quien confiar para asumir parte de la responsabilidad financiera. Las preocupaciones sobre el dinero además de todo lo que está enfrentando, pueden tener un efecto importante en su bienestar emocional. Sobre todo, cuando tu hijo te pide ese juguete o tu hija ese vestido que vale tanto, con el solo hecho de pensar en comprarlo ya te estresas. Y al no comprarlo también te estresas pensando: ¿cuándo tendré lo suficiente para darles a mis hijos todo lo que necesitan?

- Aceptar que todos la ven como la súper mujer: cuando eres madre soltera, la gente suele esperar que seas la mujer maravilla. Después de pasar el día en un trabajo de tiempo completo y luego volver a casa para el servicio de mamá, puede olvidarse fácilmente de sus necesidades y cuidarse. Puede ser fácil olvidar a la mujer que eras antes de convertirte en madre.

- Hacer cosas para ti misma: no hace falta decir que es importante que te cuides, debes sacar, al menos, una hora cada semana para poder hacer algo por ti misma. Es esencial hacer cosas que te permitan reconectarte con quien eras antes de convertirte en madre, ya sea escribir un diario, salir a caminar o un pasatiempo que amas, como pintar o escribir poesía, debes tener una actividad que se centre en ti. De esta manera, nunca te olvidas de ti.

Cómo lidiar con el estrés de ser una madre soltera

Aquí te dejo otros consejos para ayudarte a sobrellevar el estrés de ser una madre soltera, no solitaria:

1. Cuídate

Debes asegurarte de cuidarte, esa tiene que ser tu prioridad. Esto significa comer una dieta saludable, hacer ejercicio y descansar y dormir lo suficiente. Esta es la base para que puedas cuidar siempre a tus hijos y criarlos bien. Debes asegurarte de tener la resistencia y la fuerza para cuidarlos, ellos te necesitan sana. No tienen una persona que te reemplace, entonces cuídate.

2. Administra tu tiempo

Para hacer las cosas, asegúrate de planificar todo cuidadosamente por horas. La administración del tiempo es importante ya que una vez que aprendes a administrar tu tiempo; disfrutarás cuidando más a tus hijos y también tendrás más tiempo de calidad para pasar con ellos. Aparte de eso, puedes terminar todas tus tareas y diligencias rápidamente y acostarte sin preocupaciones, sabiendo que has completado todo lo que tenías que hacer.

3. Preparar comida durante el fin de semana

Como madre soltera, aprendí a hacerlo, pues tenía que ir a trabajar durante los días de semana y la mayoría de las veces, no tenía tiempo para cocinar.

La mejor solución fue preparar comidas a granel durante el fin de semana y almacenarlas en el congelador. Los niños pueden meter la comida en el microondas una vez que tengan hambre. De esta manera, ahorras mucho tiempo y energía. También te liberas, para que puedas pasar un poco de tiempo libre de estrés con tus pequeños. Esto también mantiene alejados a los alimentos no saludables como la pizza, etc., cosas que pedirías porque estás demasiado cansada para cocinar después de un largo día de trabajo.

4. Invierte tiempo en hacer ejercicio

El ejercicio es importante para cuidarte. También ayuda con el estrés, así que tómate al menos 30 minutos de tu día para ejercitarte y así reducir el estrés. Por ejemplo, trotar no solo es un ejercicio excelente para mantener el cuerpo en forma, sino que también ayuda a despejar la cabeza. Una vez que te despejas la cabeza, te sientes más rejuvenecida. Y hasta te ves más linda. ¡Compruébalo!

Si tus pequeños no tienen la edad suficiente para quedarse solos en casa, sal a caminar alrededor de la manzana o llévalos contigo para andar en bicicleta por el parque. No sólo puedes pasar tiempo de calidad con ellos, sino que también fomentan hábitos de vida saludables.

5. Confía en ti misma

Todo mundo va querer darte un consejo, y quizá no lo harán de mala intención, simplemente buscan solidarizarse con tu posición de madre soltera todo el tiempo. Esto puede ser muy estresante por sí solo. Está bien escuchar a las personas cuando piensan que están dando buenos consejos. Obviamente tienen las mejores intenciones y piensan que te están haciendo un favor. Sin embargo, es importante nunca adivinar si su intuición le dice lo que es correcto. Tú eres la única persona que conoce mejor a tus hijos y tu situación.

6. Tómate tiempo para ti misma

De vez en cuando, debes hacer cosas que son exclusivamente para ti. Un tiempo fuera, es bueno para cualquier madre. Con el estrés que enfrentas en el trabajo y en el hogar, debes asegurarte de no tener un colapso, físico o emocional. Puedes pedirle a una amiga, un miembro de la familia o una niñera que vigile a los niños mientras vas y haces algo que disfrutes. Es importante que recargues las baterías. Después de todo, además de trabajar a tiempo completo, también eres una madre a tiempo completo. Por lo tanto, tomar un descanso es imprescindible.

7. Reconoce que necesitas ayuda

Como madre soltera, puedes pensar que necesitas hacerlo todo tú misma. La verdad es que no puedes. Vas a tener momentos en los que necesites ayuda, y debes saber que está bien. ¡Después de todo, solo eres humana! Cuando necesites una mano amiga, no dudes en preguntar a amigos y familiares cercanos; solo estarán muy contentos de servirte, recuerda que el ser humano por naturaleza, le encanta demostrar unidad cuando hay crisis y desastres.

8. No te obsesiones con cosas que no puedes controlar

Habrá muchas veces que te obsesiones con cosas que están fuera de tu control. Por ejemplo, si el padre de tu hijo dice que él vendrá a verlo, pero él no se presenta. No puedes obligarlo a visitarlo. No puedes evitarlo si él dice que estará allí, pero no lo logra. Estos son los asuntos de otros padres que él necesita manejar. Sé que esto duele, sobre todo por tu hijita o hijito, pero ¿sabes? Los niños procesan mejor esos sentimientos que nosotros los adultos, entonces no te enganches. No son tus problemas, así que no pierdas el sueño por eso. En cambio, concéntrate en las cosas que puedes controlar, y ese es el tipo de madre que eres.

9. Cuenta hasta diez

Cuando eres madre soltera y cada pequeña cosa cae sobre tus hombros, hay momentos en que las cosas más pequeñas pueden hacerte perder los estribos. Necesitas saber cómo mantener la calma. No les grites a tus hijos; seguro te arrepentirás. En cambio, sal de la habitación y cuenta hasta diez. Estírate en el piso, exponte al sol, todo esto es una garantía de que te sentirás mejor en unos minutos y estarás lista para enfrentar cualquier cosa con una sonrisa en tu rostro. Puede ser difícil estar tranquila y fresca cuando tienes tantas responsabilidades, pero debes saber que puedes ser fuerte y manejar todo lo que se te presente.

10. Ten a la mano una red de soporte

Debes asegurarte de obtener todo el apoyo, la ayuda y el asesoramiento que puedas. Ser madre soltera demanda mucho tiempo y esfuerzo, por lo que es importante asegurarte de tener una excelente red de apoyo. Debes contar con personas con las que puedas contar, ya sea para cuidar a los niños por un tiempo o simplemente con alguien con quien hablar cuando las cosas se vuelven abrumadoras, y sientas que no puedes manejarlo. Además de amigos y familiares, puedes comunicarte con grupos de apoyo. Cuanto más apoyo tengas, mejor.

11. Sé abierta a tus hijos

Recuerda que no solo serás tú quien está teniendo dificultades. Tus hijos también pasarán por muchas cosas. Ya sea que te hayas divorciado recientemente o hayas tenido a tu hijo o hija fuera del matrimonio, tu hijo tendrá emociones encontradas sobre la situación. Es importante que estés abierta en todo momento. Debes alentar a todos en tu familia a expresarse libremente. Cuando eres honesta y accesible contigo misma, puedes ayudar a tus hijos a aceptar tu situación. Ten en cuenta que es posible que no quieran hablar por un tiempo, por lo que pueden demorar un poco en abrirse. Debes respetar eso y calmarlos lentamente para que hablen contigo.

12. Felicítate

Puede sonar un poco tonto, pero si vives sola con tus hijos, no hay nadie con quien compartir tus logros, ya sea entrenando al baño a tu pequeño bebé o sirviendo una cena saludable y caliente después de llegar a casa después de un largo día en el trabajo. Debes estar al tanto de estos logros épicos y saber que eres tú quien está haciendo que todo suceda.

13. Celebra

Han sido tantos los momentos de tristeza, que bien vale la pena, celebrar uno de felicidad. Te mereces el reconocimiento por hacer un trabajo tan bueno. Así que tómate el tiempo para darte palmaditas en la espalda y felicitarte por un trabajo bien hecho de vez en cuando.

14. No tengas miedo del futuro

Ser madre soltera conlleva muchos aspectos positivos y negativos. Recuerda que esto no significa que tu futuro es algo que simplemente sucede, no tengas miedo de eso. Es importante que pienses en dónde esperas estar en un año, o en los próximos cinco años, y comiences a establecer objetivos que puedas lograr para que puedas alcanzar tus metas. Tu futuro es tan brillante como el de cualquiera, siempre debes saber que puedes lograr tus objetivos para el futuro, ya sea en tu vida personal o profesional.

Ser madre soltera es difícil, pero puedes lidiar con el estrés que conlleva y recuerda que no estás sola, no llegaste a este libro por coincidencia sino por *Dioscidencia.* Hay numerosas mujeres como tú, criando niños por su cuenta y haciendo un trabajo fantástico. Mantén una gran red de personas a tu alrededor y podrás enfrentarte a cualquier cosa que se te presente.

15. Ser madre soltera tiene sus ventajas

A menudo, la opinión de los demás no es tan cruel como la imagen que tenemos de nosotras mismas, a veces somos tan severas, que llegamos a crearnos complejos de inferioridad que arrastraremos toda la vida o parte de ella, si no ponemos remedio a la autocensura. Sin una imagen positiva de nosotras mismas, va a ser difícil convencernos de que somos personas realmente únicas, con aptitudes que nos distinguen de otras personas.

En el caso de las mujeres que por elección o por circunstancias de la vida, deciden afrontar la maternidad en solitario. No es una tarea nada fácil, pero ser madre soltera no es sinónimo de desdicha y peor calidad de vida. Por el contrario, un estudio sobre el tema afirma que las madres solteras tienen mejor autoestima que las solteras sin hijos.

El mito de que las madres solteras son más infelices ya es historia porque se sienten tanto o más fuertes, satisfechas y plenas que cualquier mujer soltera sin hijos. Gracias a su capacidad para sacar adelante una maternidad sin pareja, las madres solteras se sienten más fuertes, trabajadoras, positivas y responsables que aquellas que no tienen hijos.

Si bien es cierto que desde el punto de vista legal todavía falta que las madres solteras sean consideradas como cualquier otro modelo de familia, es una realidad cada vez más frecuente y una opción de familia cada vez más aceptada (se estima que un 25% de las madres son solteras).

Según estudios realizados el 90% de las madres solteras menores de cuarenta años se consideran grandes trabajadoras, frente al 80% por ciento de las mujeres sin descendencia. La diferencia no es significativa, pero sí lo es la percepción que cada una tiene de su trabajo.

Las madres solteras no solo son más positivas y responsables, sino que también son más flexibles puesto que han tenido la gran capacidad de adaptarse a las circunstancias especiales que les ha deparado la vida.

Cuando imaginamos una situación ideal pensamos en una pareja con quien compartir los cuidados y la crianza de nuestros hijos, pero lo cierto es que no siempre es posible, y aun así muchas mujeres se sienten igual o más felices de afrontar solas su maternidad. Sienten orgullo y una profunda satisfacción por sacar adelante cada día a sus hijos.

Si tuviste que criar a tus hijos solita, te felicito. ¡Ánimo! lo mejor está por venir, recuerda que, quien bien sembró, no le teme a la cosecha.

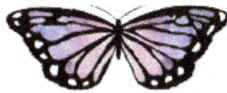

Un corazón que todavía siente 4

Después de haber vivido minuto a minuto el proceso del divorcio y como has de suponer, estaba devastada, caída, no quería saber nada de nadie, cerré mi corazón con el mejor candado posible, con el objetivo de que nadie volviera a entrar y me volviera a causar daño. —¡No aguanto más dolor! Me repetía una y otra vez. Una estrategia que asumí para no sufrir por amor fue no volver a confiar, yo que había sido una persona de tanta fe, de tanto creer, ahora notaba de qué forma había sucedido dentro de mí, esa metamorfosis. Esta crisis reciente había dejado secuelas en mi forma de ver y asumir la vida.

Tras una decepción amorosa, muchas cosas cambian en nosotras, pues es un momento sumamente difícil que nos hace cuestionar muchas de las creencias que teníamos en el pasado. Una ruptura amorosa puede acabar con nuestra autoestima, y sobre todo, con nuestra fe en el amor de pareja. A veces las cosas simplemente salen mal, pero es importante que tomes esta experiencia como lo que fue y que la superes y sigas adelante con la confianza de que sí es posible volver a amar, con tanta o más intensidad que antes.

Permítete expresar todo lo que llevas dentro

Mucha gente tiende a reprimir sus sentimientos para no mostrarse vulnerable, pero la realidad es que siempre es mejor expresar y canalizar bien tus emociones para que no te hagan daño. Después de la ruptura de una relación importante, tienes derecho a sentirte triste, enojada, decepcionada, confundida, desamparada, lo que sea que estés sintiendo. Si es necesario, busca ayuda con amigos o familiares, o incluso con un terapeuta profesional para poder manifestar estas emociones, ya que reconocerlas es el primer paso para superarlas. Recuerda que ese amor no solo te dejó cosas tristes, sino que también tuvieron momentos felices, no hay que asociar el amor con el dolor como yo lo estaba haciendo.

Dale tiempo al tiempo

Justo en el medio de la ruptura es posible que creas que nunca podrás volver a confiar y jures que hasta aquí llegaste en el amor. ¿Has oído la frase que dice "el tiempo lo cura todo"? Es muy cierta; no te dejes llevar por la desesperación y mantén la calma, con la seguridad de que al final podrás recordar esta experiencia sin dolor. También es ideal que durante este tiempo evites tomar decisiones importantes en tu vida (mudarse, cambiar de empleo, etc.), ya que lo harás bajo la influencia del dolor y del resentimiento y no bajo el estado anímico y mental óptimo para tomarlas.

Perdónate por cualquier error que hayas cometido

Sí, tal vez cometiste algunos errores en esta relación, y puede que tu pareja también. Por lo general, ambas partes tienen responsabilidad en la ruptura, pero no permitas que estos errores te definan cuando pienses en una futura pareja. Los cometiste quizás porque no tenías la información o la experiencia necesarias, pero no hay necesidad de autoflagelarse y condenarse a una vida sin amor por causa de ellos. Cuando ya te hayas perdonado a ti misma, será más fácil trabajar en el perdón hacia tu ex pareja.

Sana completamente antes de involucrarte en otra relación

Esto es muy importante porque la idea es que llegues a esa nueva relación ya completamente sana, sin arrastrar los errores o los traumas de la relación anterior. Si ya recuperaste tu autoestima y tu seguridad, podrás afinar tu sentido de la intuición y sabrás si realmente puedes confiar en este nuevo interés amoroso. Te darás cuenta de que no todos los hombres son iguales, que ya no asocias el amor con el sufrimiento y que existe para ti la posibilidad de volver a amar y ser amada.

Mi principal temor era que la persona que llegara, no respetara y tampoco amara a mis hijos como si fueran suyos, después de todo, consideraba que ya habíamos sufrido lo suficiente. Gracias a Dios estaba equivocada. Día tras día yo vivía trabajando y cuidando de mis hijos. No pensaba en buscar otra pareja. Me enfoqué en hacer lo necesario para sanar mi corazón y el de mis hijos. Trabajaba en el Departamento de transporte del Distrito Escolar y como has de suponer, la mayoría de compañeros de trabajo eran hombres. Los choferes de los camiones entraban y salían en el transcurso del día. Yo enfocada en mi trabajo no le prestaba atención detallada a ninguno, se acercaban a mi escritorio cuando tenían alguna pregunta acerca de su ruta, etc.

Una tarde cualquiera, en el momento menos esperado se acercó un hombre alto, piel clara, ojos azules, amable y demasiado respetuoso. Hasta hoy en día no sé por qué él me llamó la atención.

Yo miraba a todos los choferes entrar y salir y no le daba mucha importancia. Él era uno de tantos empleados del departamento, pero algo, alguna energía, o señal divina, no sé qué, me hizo aceptar su amistad. Aun con un poco de miedo, pero era una simple amistad. Me convencí a mí misma de que no pasaría a más que eso.

Pasaron muchos días, muchas cenas, muchas semanas y hasta meses. El resultado era de esperarse, fue creciendo nuestra amistad hasta que después se convirtió en noviazgo. En esta parte de mi vida aprendí: que solo tú sabes cuál es el momento para abrir las compuertas y permitir que el amor llegue de nuevo a tu vida. Lo usual es que haya un poco o mucho miedo. Es que amar supone volverte vulnerable al sufrimiento, porque nada garantiza que también te amen y tampoco que no vayas a sufrir una desilusión.

Sin prevenciones, sin cálculos, sin precipitarse. Para que el amor florezca debes dejar que llegue espontáneamente. Y para que llegue, simplemente debes abrir tu corazón y tener el valor de arriesgarte a amar de nuevo ¡Y yo me arriesgué!

Después de abrir esa primera puerta, venía la segunda, la cual creí que era sencilla, pero para mí se convirtió en la más difícil: permitir que nuestros hijos se conocieran, pues, así como yo tenía hijos, él también traía a cuestas los suyos, él también tenía una historia de vida sentimental bastante difícil.

En fin, había mucha tensión en mi mente y en mi corazón por la expectativa que me generaba que el encuentro entre nuestros hijos fuera exitoso. Gracias a Dios así fue, por supuesto que no siempre fue fácil para ellos la situación, pero con el tiempo la superaron.

A continuación, comparto contigo algunas recomendaciones que te van a servir si estás en una situación similar:

Debes tener en cuenta que los modelos clásicos de familia han ido cambiando y normalizándose con el paso de los años. Entiendo que quienes fuimos nacidos y criados antes del año 2000, nos acostumbramos a un tipo de familia tradicional, donde estaba papá, mamá e hijos, donde papá trabajaba y mamá en el mejor de los casos se responsabilizaba de la crianza de sus muchachos, y los quehaceres del hogar. Ahora nos toca afrontar la realidad de que hay familias que se reestructuran y a las que los miembros deben adaptarse. Estos cambios afectan a nivel emocional y es necesario un esfuerzo y una aceptación de la nueva realidad para que tanto padres como hijos alcancen una nueva forma de bienestar.

En la actualidad existen familias conformadas por parejas que ya tienen hijos de sus relaciones anteriores, esto trae como consecuencia que se deba prestar especial atención, desde el primer momento, al proceso de adaptación de todos los miembros a la nueva dinámica familiar, con el propósito de crear un ambiente de cordialidad y armonía.

Una vez superado el primer día, a la hora de establecer una relación con los hijos de la pareja, hay que establecer una serie de pasos que nos ayudarán a que reine la cordialidad. Esto generará con el paso del tiempo felicidad y bienestar.

1. Hay siempre límites

Hay un límite indivisible con los hijos, y es que no son tuyos. A la hora de tratarlos o de procurar darles una educación, debes tener esto presente. Esto es bilateral, porque el cariño o el amor que ellos te darán no será incondicional. Tienen otro padre u otra madre que recibirá ese amor en mayores cantidades.

2. Necesitas tu lugar

Hay que adaptarse y encontrar un lugar en la relación. Que no haya grandes desequilibrios, que te trate como a una pareja, aunque lleve su tiempo.

3. Respeta al ex

Las parejas al separarse no siempre hablan bien de sus ex. No te conviertas en cómplice de ello, especialmente si están los hijos delante. Ante todo, la otra persona es la madre o el padre de los niños, y hay un vínculo de amor que no hay que envenenar.

4. Puntos comunes

Cuando buscamos llevarnos bien con una persona, lo principal es buscar intereses comunes.

Aunque haya diferencia de edad, esto puede lograrse, ya sea a través del deporte, la naturaleza o los libros. Con el tiempo, eso creará un vínculo muy fuerte y una búsqueda de planes sin que haya necesidad de que esté el progenitor presente.

5. Hablar siempre

Las conversaciones deben ir ganando profundidad. Los niños quieren sentirse escuchados y respetados, expresar por qué no están bien o qué hay de positivo en el día que han vivido. Este espacio a los sentimientos fortalece la relación y crea seguridad.

¿Has leído alguna vez una receta de cocina? ¿Dónde todo se ve y se lee tan fácil y tan sencillo? ¿Y cuando llegas a la preparación con solo seguir el primer paso de las indicaciones ya te sientes sin rumbo? Y la comida o la preparación no queda ni parecida al de la foto o el video.

¿Así es la vida, sabes? No pretendo darte un ABC ni un 1, 2, 3 infalible. Lo que has visto son y serán pequeñas experiencias que te servirán como modelo y guía que, si deseas, podrás adaptar a tu diario vivir y escribir tu propia historia. Recuerda que al llegar a este mundo recibiste un lápiz y una hoja de papel y tu historia la escribes tú, nadie más.

Una de las culpas de las personas cuando están a punto de partir de este mundo es: me hubiera gustado haber hecho mi vida, no la que otros deseaban que yo hiciera... siempre será buena hora para empezar de cero, para rehacerse, para cambiar, para echar a volar esos sueños que tienes desde hace décadas...

Si te preguntas cómo siguió todo con mi nuevo amor, las cosas siguieron floreciendo, después de tres años de conocernos, decidimos unirnos en vínculo sagrado: nos casamos.

Aunque parezca increíble volví a creer, a sentir, volví a nacer, a vivir. Me sentí como si le hubiera quitado la pausa a una película que debía continuar rodando. Volví a sentir confianza y esperanza, confianza en él y esperanza para mí. Aunque sé que para tener la autoestima alta y darle sentido a la vida, no es necesario tener pareja, pero en mi caso fue el método más eficaz para salir de ese hoyo en el que estuve por años, y eso para mí bastaba. En fin, cuando uno se siente aceptado y querido, hasta las neuronas trabajan mejor.

¿Cómo me conquistó?

Se volvió mi amigo y confidente, bastantes lágrimas derramé contándole mis historias o al escuchar las suyas, fueron muchas las tardes donde al comer un simple helado nos reíamos toda la tarde, una servilleta, un pájaro, una nube se convertían de la nada en el centro de la conversación y todo terminaba siempre en un momento agradable. Nunca había vivido momentos tan felices en mi vida, o al menos no a ese nivel. En ocasiones al regresar a casa y estar a solas, me cuestionaba; ¿Por qué no había vivido esto antes? ¿Cómo no supe que esta felicidad tan linda, existía?

Lo que más me impresiona es que perdí el miedo al pasado. Ese tipo de miedo paralizante que casi por instinto nos lleva a dudar de todo, a examinarlo todo, a no correr riesgos y a ver en toda una amenaza. Antes de continuar te propongo que te cuestiones algo:

¿En qué o cuál área de tu vida es el miedo el que gobierna?

He conocido personas que por miedo a perder exámenes no continúan sus estudios, por miedo a tener pérdidas económicas no inician este nuevo negocio, por miedo a que les digan un no dejan de hacer esa venta, por miedo a ahogarse no se meten a la piscina, por miedo a que la comida les quede fea, no cocinan, por miedo a las deudas, nunca compran casa, por miedo a que un avión se caiga, dejan de volar, llegan al extremo de no vivir por miedo a morir.

Cuando el control de tu vida y de tus decisiones lo toma el miedo, el resultado será siempre el mismo. Al respecto, Marina Romero (2019) en el artículo *No dejes que el miedo tome el control de tu vida*, afirma que: el miedo es algo que está en todos los seres humanos, pero tú decides si tomarlo como una excusa para no hacer nada o verlo como algo que te puede impulsar a ser mejor, hacer grandes y maravillosas cosas y, sobre todo, probarte a ti mismo que sí puedes lograrlo.

Cuando hablas las cosas, ya sea con tu familia, con alguien de confianza o con un terapeuta, le quitas ese poder a tus monstruos sobre ti y ya no se convierten en algo que te hace menos, sino que aprendes a ver las cosas desde otra perspectiva; en lugar de congelarte, esas sombras te dan poder para que las dejes a un lado, las sueltes y seas la mejor versión de ti mismo.

Si sientes que no avanzas, que las cosas no funcionan o cualquier otro sentimiento como de estancamiento, es posible que el miedo sea la principal emoción en tu vida. Cuando dejas de tomar riesgos, es claro que tienes miedo a vivir. Es obvio que lo desconocido te va a generar miedo, pero no puedes dejar que te paralice. ¿Qué pasa si te ofrecen un gran trabajo, pero tu miedo te hace pensar que no eres lo suficientemente bueno? Te puedes perder una gran oportunidad de destacarte profesionalmente y aprender cosas nuevas.

Tienes que reconocer cuáles son tus fortalezas y debilidades y ver las cosas con más claridad. Siempre pregúntate: ¿qué es lo peor que puede pasar si haces esto o aquello? No te imagines escenarios catastróficos, porque entonces nunca vas a poder mirar hacia adelante.

Ya el miedo con sus angustiosas máscaras se había ido de mi vida, se quedó en el pasado. En algún momento descubrí que no buscaba razones para desconfiar. Buscaba cosas para creer. El respeto y cuidado que le tenía a mis hijos fue una de las cosas que me convenció que sí podía confiar en él y entregarle mi corazón y el cuidado de mis pequeños.

Cada día le pedía a Dios que me guiara por el mejor camino y que si ese hombre no era el adecuado, lo alejara de nuestras vidas. Y llegó para quedarse. Me enamoré incondicionalmente. ¿Por qué lo digo? Porque me enamoré aún de sus defectos, descubrí que también tenía tardes tristes, pero aprendimos a reír juntos, a llorar juntos, a enfrentar tomados de la mano este camino de la vida.

A propósito, hay una canción popularizada por el Trío las Américas, compuesta por Héctor Ochoa Cárdenas que lleva como título "*El camino de la vida*", comparto con ustedes unos fragmentos de su letra que para mí es maravillosa y al son de unas buenas guitarras y requintos dice así:

De prisa como el viento van pasando los días y las noches de la infancia,
un ángel nos depara sus cuidados, mientras
sus manos tejen las distancias.
Después llegan los años juveniles, los juegos, los amigos, el colegio.
El alma ya define sus perfiles
Y empieza el corazón de pronto a cultivar un sueño

Y brotan como un manantial, las mieles del primer amor
El alma ya quiere volar, y vuela tras una ilusión
Y aprendemos que el dolor y la alegría son la esencia permanente de la vida.
Y luego cuando somos dos, luchando por un ideal, formamos un nido de amor, refugio que se llama hogar
Y empezamos otra etapa del camino

*Un hombre una mujer,
unidos por la fe
y la esperanza.
Los frutos de la unión que
Dios bendijo, alegran el
hogar con su presencia, a
quién se quiere más sino
a los hijos, son la prolon-
gación de la existencia.*

*Más luego cuando ellos
se van, algunos sin decir
adiós, el frío de la soledad, golpea nuestro
corazón.*

*Es por eso amor mío que
te pido por una y otra
vez, si llego a la vejez que
estés conmigo.*

En el altar prometimos estar juntos en las buenas y en las malas, en la salud y en la enfermedad, hasta que la muerte nos separe. Nunca esperé que esa promesa tuviera que cumplirse de manera tan exacta, tan literal.

Mientras el amor incondicional crecía dentro de mí, también crecían de manera desordenada y anárquica un grupo de células que decidieron no obedecer a mi sistema endocrino. Fui diagnosticada con cáncer, y él fue el ángel que Dios usó para darme compañía, calor, apoyo, ánimo. En este capítulo tan indeseado e impredecible de mi vida, no estaba sola, tenía alguien que me servía de apoyo, de sostén y de alivio. Se convirtió en mi enfermero, mi consejero, mi sacerdote, mi confidente. En las noches más oscuras fue su mano, la única que me brindó calor y con un solo toque sentía como si me dijera: todo va estar bien.

Diagnóstico de cáncer 5

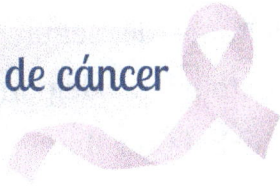

Bueno, ahora que lo sabes, quiero contarte qué pasó.

Al convertirme en madre soltera y aceptar la dura realidad de que lo único que tenían mis hijos era yo, caí en cuenta que debía cuidar mi salud si quería durarles a mis indefensos pequeños. En ocasiones no valoramos lo que siempre está y damos por hecho que siempre debe estar ahí, en este caso: la salud. Esa que cuando se ausenta se valora.

Hace poco ante la pandemia por Covid-19 que ha azotado a nuestra sociedad, conocí a una persona muy adinerada quien con lágrimas en los ojos y con la enfermedad en sus pulmones decía que nunca pensó desear tanto que el aire entrara a su cuerpo, algo que no se puede comprar, increíble, pero cierto.

Antes de seguir, qué tal si paras por un momento, tratas de poner un poco de silencio en tu espacio, baja el volumen de tus pensamientos y de tu celular. Toca tu cabeza, acaricia tu pelo, bordea tus ojos, antes recorre una a una tus cejas y pestañas. Pasa por tu nariz, palpa tu boca. Tapa tus orejas por un momento. ¿Estás con vida, cierto? Sea cuales hayan sido tus batallas, aquí sigues.

Escucha a tu cuerpo, pon atención a los síntomas, en la mayoría de los casos, muchas enfermedades detectadas a tiempo son reversibles con cambios de hábito y leve medicación. Ese no fue mi caso.

Ante los afanes de la vida, la sociedad actual va a un ritmo desenfrenado y no nos da tiempo para escuchar los mensajes que nos envía el organismo. Creo firmemente que el cuerpo grita lo que la boca calla.

La siguiente frase la hallé hace algún tiempo en un artículo de María del Carmen Castañeda H

(2011) titulado *El cuerpo grita, lo que la boca calla*, y me hizo generar conciencia sobre cómo nuestro cuerpo habla cuando se enferma, dice así: "La enfermedad es un conflicto entre la personalidad y el alma". Bach.

Muchas veces, un resfrío saca lo que no lloraste. El dolor de garganta surge cuando no es posible comunicar tus aflicciones, el estómago arde cuando las rabias no consiguen salir, la diabetes invade cuando la soledad duele, el cuerpo engorda cuando la insatisfacción aprieta, el dolor de cabeza deprime cuando las dudas aumentan, el corazón enferma cuando el sentido de la vida parece terminar, la alergia aparece cuando el perfeccionismo es intolerable, las uñas se quiebran cuando las defensas están amenazadas, el pecho aprieta cuando el orgullo esclaviza, la presión sube cuando el miedo aprisiona.

Las neurosis paralizan cuando el niño interior tiraniza, la fiebre calienta cuando las defensas explotan las fronteras de la inmunidad, las rodillas duelen cuando tu orgullo no se doblega. El cáncer mata cuando te cansas de vivir.

¿Y tus dolores callados? ¿Cómo hablan en tu cuerpo? La enfermedad te advierte que revises el camino.

En mi caso, el fuerte golpe emocional que sufrí tras mi separación había causado estragos en mi salud y mi cuerpo trató de advertirme, pero no lo escuché. Con el tiempo aprendí que los ambientes emocionalmente tóxicos, también ayudan a que se expresen o se apaguen genes determinantes para el desarrollo de una enfermedad.

Cuando me enfermé solo me sentía cansada y demasiado débil, sentía que algo no estaba bien, pero no hice mucho caso, no tenía tiempo para detenerme. Llegué a pensar que era solo la tensión y el estrés del momento, de todas maneras y a regañadientes fui a la clínica para salir de la duda, tristemente tuve que ir dos veces.

La primera vez la doctora, sin prestar mucha atención a mi problema, me dijo que tomara unas vitaminas y evitara el estrés. No quiso ordenar los exámenes necesarios, me dijo que, aunque tenía ciertos síntomas, era muy joven para ordenar exámenes, que solamente se los hacían a mayores de cuarenta años, que regresara en seis meses. Sorprendida por su comentario, recuerdo haberle preguntado que si el cáncer solamente les daba a personas mayores de cuarenta años. ¿Qué tal si en seis meses ya es demasiado tarde? Muy molesta y sin respuestas me fui de la clínica, aunque trataba de creerle, algo dentro de mí daba vueltas en mi cabeza.

Pasaron treinta días, hasta que una mañana al despertar fui al baño y mirándome al espejo, descubrí una mancha de sangre en mi blusa. Me asusté demasiado, revisé mi cuerpo y encontré que el pezón de mi seno estaba sangrando de manera abundante, el susto fue inmenso. Inmediatamente, regresé con la doctora, le comenté lo sucedido y le dije que esta vez no me iría hasta que ordenara los exámenes necesarios. No tuvo otra opción más que ordenarlos. Hoy día doy gracias a Dios por el coraje y la firmeza que demostré en ese momento, pues de no haber sido así, creo que no me habrían atendido.

Desde ese preciso instante mi vida se partió en dos. Tuve que familiarizarme con términos médicos, ultrasonidos, CT Scans (tomografía computarizada) MRI (resonancia magnética) pruebas de sangre, biopsias, olores de hospital, batas blancas, sonidos de equipos de monitoreo de signos vitales, etc. Un proceso muy desgastante pero necesario.

La vida me cambió de una manera rotunda e inmediata. ¡Y la inmediatez fue real! ¿Has oído eso de salir de la zona de confort? Pues bien, yo no salí, a mí me sacaron de esa zona de manera abrupta.

Mis prioridades, mis compromisos y mi agenda se trastornaron, ya no era yo quien estaba al control. Debía acomodarme a la programación de los médicos, las enfermeras y mi seguro de salud.

Hasta el miedo pasó a un segundo plano, la situación que vivía exigía un máximo de concentración y cada minuto, cada examen y cada decisión sería fundamental y determinante. Debía estar con mis cinco sentidos en eso (si es que los tenía).

Estaba en el minuto cero de una carrera que recién empezaba, pero desconocía dónde terminaría. En ocasiones ese simple hecho de no ver la bandera de meta cerca, desmotiva, desalienta, estresa y deprime. Cuando empieza el día tú sabes que al caer el sol habrá terminado, cuando vas de un lugar a otro, calculas cuánto tiempo vas a demorar, pero con cáncer hasta los días cambian sus proporciones, tuve días de treinta y seis horas, noches eterna, etc.

A partir de ese momento tuve que soltar en otras manos diferentes a las mías, muchas cosas de mi vida y de mi salud: depender del criterio, de la voluntad o del conocimiento de alguien para determinar si vives o mueres, depender de alguien que te haga el favor de recoger a tus hijos de la escuela, de quien te reclame los medicamentos, quien te pida la cita o quien te vaya servir como acompañante en la cirugía. En fin, la vida cambia cuando tu salud se ve comprometida y cuando aparece en la escena la palabra: cáncer. Sin embargo, como seres humanos no nos gustan los cambios, porque enfrentar un cambio es desafiar al cerebro, esto implica:

- Generar nuevas conexiones.

- Resolver desafíos.

- Crear.

- Diseñar

- Hallar soluciones.

Algo que me sorprende es que, todos estamos diseñados para soportar niveles extremos de estrés, dolor y sufrimiento, sin embargo y por fortuna, pocos de nosotros hemos vivido guerras, campos de concentración, hambruna o tsunamis. Cuando entendemos qué tan dura puede llegar a ser la vida, debemos replantear qué tan crítico es ese momento, pues en ocasiones damos por sentado que no podremos y que no lograremos superarlo.

¿Sabes cuál fue la primera gran enseñanza de mi enfermedad? Descubrir que dentro de mí había tantas herramientas para hacer frente a cualquier reto, pero que yo desconocía. Descubrir que no era tan débil como yo pensaba.

En un estudio realizado por psicólogos del King's College Hospital de Londres y el Royal Mardesen Hospital de Sutton se analizó cómo mujeres diagnosticadas con cáncer de mama respondían ante la enfermedad [3], se detectaron cinco estilos de afrontamiento:

1.   Espíritu combativo.

2.   Fatalismo.

3.   Desesperación.

4.   Preocupación ansiosa.

5.   Negación.

Estos psicólogos descubrieron que cuando las condiciones clínicas iniciales eran similares, las mujeres que enfrentaban su enfermedad con una sensación de impotencia, desesperación y fatalismo tenían un curso peor. Al contrario, quienes asumían un espíritu combativo y una actitud resiliente tenían un pronóstico mejor.

También descubrieron que quienes habían sufrido grandes traumas en el pasado y los habían superado tenían más posibilidades de solucionar cualquier problema que se presentara en el futuro.

---

[3] Esta información fue tomada del blog:
http://mercedesandreu.blogspot.com/2017/08/fortaleza-interior.html

Esto se debe a que el sufrimiento no solo les hizo más fuertes, sino que también les enseñó a confiar en sus capacidades, a saber, que podían salir adelante [4].

Un estudio más reciente realizado en las universidades de Buffalo y California, confirma que, es cierto lo que dice el refrán popular: "Lo que no nos mata, nos fortalece". Estos psicólogos analizaron cómo 2.398 personas con edades comprendidas entre los 18 y 101 años lidiaban con las situaciones estresantes y los eventos traumáticos de su vida.

Encontraron que quienes habían experimentado eventos adversos a lo largo de sus vidas tenían una mejor salud mental y reportaban un mayor bienestar que las personas que estaban lidiando con problemas presentes, pero no tenían una historia de adversidad a sus espaldas.

Las personas que habían sufrido alguna adversidad seria, mostraban menos angustia, no tenían síntomas de estrés postraumático y referían

---

[4] Tomado del blog:
http://mercedesandreu.blogspot.com/2017/08/fortaleza-interior.html

una mayor satisfacción con la vida. También lidiaban mejor con los eventos adversos del presente[5].

No hay dudas de que la adversidad es una gran maestra. Por una parte, nos permite poner a prueba nuestros recursos de afrontamiento y, por otra, nos brinda confianza. Cuando estamos en lo más profundo del agujero, confiar en que podemos salir, es fundamental para seguir luchando.

La regla del 40%

Los *Navy Seal* son famosos por su exigente entrenamiento físico, que a menudo los lleva al límite de sus fuerzas. Según ellos, somos capaces de soportar mucho más de lo que creemos y llegar más lejos de lo que nos proponemos.

Estos soldados afirman que cuando nuestra mente dice "basta", en realidad solo hemos llegado a un 40% de nuestra capacidad. Por tanto, cuando creemos que ya no podemos más y estamos dispues-

---

[5] Tomado del mismo blog:
http://mercedesandreu.blogspot.com/2017/08/fortaleza-interior.html

tos a tirar la toalla, todavía tenemos un gran margen por delante: un 60% más.

Por supuesto, estas cifras son meramente orientativas, lo más importante es el mensaje que se encuentra en su base: en ciertas situaciones, cuando estamos a punto de abandonarlo todo, lo que nos detiene y desmotiva no es la falta de energía sino tan solo un bloqueo mental.

La regla del 40% es una herramienta muy útil cuando estamos en situaciones difíciles ya que nos ayuda a superar nuestros límites y cambiar la perspectiva, nos indica que podemos dar un paso más allá, y luego otro, y otro...

Newt Gingrich, un político estadounidense, no pudo resumirlo mejor: "la perseverancia es el trabajo duro que haces después del trabajo duro que ya has hecho". Por supuesto, esto no significa que debamos buscar la adversidad o que debamos resistir contra viento y marea, pero cuando los problemas llamen a nuestra puerta, debemos estar preparados para aprender la lección y, sobre todo, saber que podemos confiar en nuestra resistencia.

Quiero compartir la siguiente fábula que me pareció inspiradora y me llenó de ánimo, su autor es desconocido.

La historia de las dos ranas, un ejemplo de resiliencia

Una vez, dos ranas cayeron en un recipiente de crema y sintieron que se hundían, para ellas era complicado nadar o flotar mucho tiempo en aquella masa espesa como arena movediza. Al principio, las dos patalearon en la crema para llegar al borde del recipiente, pero solo conseguían chapotear en el mismo lugar y hundirse. Cada vez era más difícil salir a la superficie y respirar. Una de ellas dijo en voz alta: —No puedo más. Es imposible salir y, ya que voy a morir, no veo para qué prolongar este dolor. No tiene sentido morir agotada por un esfuerzo estéril.

Y dicho esto, dejó de patalear y se hundió con rapidez, siendo literalmente tragada por el espeso líquido blanco. La otra rana, más resistente o quizás más tozuda, se dijo: —Es muy difícil avanzar en esta cosa, pero seguiré intentando a ver si encuentro el camino adecuado. No me daré por vencida, lucharé hasta mi último aliento, todo el tiempo que sea necesario y que pueda soportar. Y siguió pataleando y chapoteando siempre en el mismo lugar, sin avanzar un centímetro. Horas y horas. Y, de pronto, de tanto patalear y agitar, agitar y patalear... La crema se transformó en manteca. La rana sorprendida dio un salto y, patinando, llegó hasta el borde del recipiente; desde allí, se fue croando alegremente de regreso a casa.

¡No te canses de patalear! Yo me acostumbré a hacerlo. En ocasiones, el diagnóstico me invitaba a hundirme.

¡No te canses de patalear! Otras, mi cuerpo no respondía al tratamiento.

¡No te canses de patalear! Muchas veces mi estómago rechazó los alimentos.

¡No te canses de patalear! Cuando tu pelo empiece a caer, las piernas no te respondan

y creas que tus últimos días están cerca.

¡No te canses de patalear! Así tu fe se acabe y la noche llegue.

¡No te canses de patalear! Sigue pataleando y regresaremos juntas a casa.

Hoy es sábado

Hoy es sábado y como de costumbre me he despertado más temprano y he empezado a escribir estas letras para ti. Me imagino si necesitas un consejo, fortaleza, compañía o una palabra de ánimo;

pero una sincera y con conocimiento de causa, pues cuando se atraviesa por esto, la mayoría de personas que llegan a darte consejos, no han vivido el calor, la soledad y la inclemencia de este inmenso desierto llamado cáncer.

A propósito de soledad, me fue bastante difícil desarrollar esa habilidad. Es que estar sola genera un vacío indescriptible. En ocasiones me provocaba gritarle a mi familia que se quedaran, que no se fueran a su estudio, al trabajo o a sus obligaciones. Pero era imposible. Cada uno tenía una cita con su vida, y yo estaba cumpliendo con la mía. En este momento ni se describir lo que sentía en los momentos de soledad, ese en el que tu voz retumba y las únicas que te escuchan son las paredes. Reconozco que la soledad es recomendable en muchos procesos de la vida, pero en mi caso, me generaba miedos y mucha depresión.

Se llama: autofobia y es el miedo a uno mismo. Esta palabra deriva del griego, por lo que autos significa mismo o propio, y *phobos* se refiere a miedo. La autofobia también se denomina monofobia, donde monos es sólo, o isolofobia o eremofobia. Pese a que el término autofobia parece referirse al temor a la propia persona, realmente alude al miedo a estar en soledad, y por lo tanto únicamente con uno mismo.

Síntomas

Miedo intenso y desproporcionado ante la idea de soledad o la situación real de la misma. No existe un peligro o amenaza real que explique esta emoción, este temor es irracional e ilógico y en la mayoría de los casos la propia persona es consciente de ello.

El miedo que se experimenta no puede ser controlado voluntariamente por el sujeto, lo que puede causar una pérdida de autoestima y sentimiento de autoeficacia, así como frustración y culpabilidad.

Conductas de evitación de la soledad de forma anticipada, o de escape de ellas una vez la persona se ve expuesta a la ausencia de compañía. Síntomas físicos de ansiedad como palpitaciones, sudores, taquicardia, mareos, angustia ante la experiencia de estar solo o sola, o simplemente al pensarlo.

Pensamientos rumiantes y catastróficos de hechos que pueden ocurrir si la persona se queda sola, por lo que existe una permanente sensación de peligro o amenaza. En la autofobia existe la creencia de que algo perjudicial puede ocurrir cuando la persona no se encuentra acompañada, y por lo tanto le sería imposible recibir ayuda.

Dependencia emocional que se manifiesta mediante la necesidad constante de que una persona esté a su lado para sentir protección. Esto se desarrolla, sobre todo en las parejas.

Las personas con autofobia necesitan la presencia de otra persona, por lo que a veces pueden acompañarse incluso de gente con la que apenas tienen un vínculo o con la que no existe una buena relación. Esto implica que la persona es especialmente vulnerable, ya que puede tolerar cualquier tipo de trato o relaciones tóxicas con tal de no estar solo o sola.

Afectación especialmente en el área social de la persona con autofobia, ya que la gente termina desgastándose a causa de la excesiva dependencia y demanda constante de compañía. En la esfera laboral también puede haber un deterioro en cuanto a un bajo rendimiento.

El funcionamiento diario se ve invalidado muchas veces a causa de no poder realizar muchas actividades de manera independiente.

En casos extremos, la persona puede fingir enfermedades de cara a su círculo cercano para evitar a toda costa la soledad, aprovecho para compartir contigo lo siguiente:

Algunos tips para gestionar la soledad y perderle el miedo:

Piensa en pequeño:

¿Qué tal si preparas esta receta que llevas años tratando de hacer?

¿O de pronto ves ese documental o película acerca de ese tema que tanta curiosidad te genera?

Crece

Aprovecha para escribir, leer, hacer abdominales, aplicarte una mascarilla o hasta diseñar una idea empresarial. Las más grandes ideas nacieron de grandes soledades.

Escucha tus emociones

Y actúa en consecuencia.

Trabaja tus traumas

Haz una revisión de tu pasado y las cosas que te atemorizan: ¡Enfréntalas!

Ora

Es excelente terapia, además después de hacerlo vas a sentir que ese ser superior llamado Dios está contigo.

Baila

Mover la cadera, tiene altísima relación con liberación de miedos y emociones negativas.

Canta

Conviértete en Britney Spears o en JLo, pero hazlo, pon música y canta a todo pulmón.

Estírate

El estiramiento del cuerpo baja en 20 mm de mercurio la presión arterial. Si lo haces de manera consciente y focalizando cada zona de tu cuerpo, te vas a sentir muy bien.

Ahora quiero contarte qué pasó después de esa primera cita con la Dra. Ella quería ver de manera más profunda mis glándulas mamarias y la zona que está alrededor, y para esto se usa como método de diagnóstico: la mamografía.

Aunque las personas encargadas se esmeraban por explicarme de la mejor manera en qué consistía el examen, a mí el miedo no me dejaba escuchar. Estaba aturdida por la preocupación. Temía que algo malo fuera hallado en el examen, es más, estaba segura de que las noticias no serían las mejores. No dormía bien, casi no me daba hambre, cuando alguien me hacía reír, de manera casi inmediata se me pasaba dicha alegría, al ver aparecer como un relámpago en mi cabeza las palabras; cáncer, muerte, tumor.

Yo solamente quería que llegara rápido el día del examen. En la noche contaba los días, en los días contaba las horas, mientras alguien hablaba, mi mente divagaba en el examen que tendría. La impotencia, generaba dentro de mí: rabia, frustración y tristeza.

Debo ser muy honesta contigo, nunca hallé un método infalible para vencer temores, lo único que me sirvió fue acercarme a Dios, ¡¡¡Sí...!!!

Quizás ese método no llena tus expectativas y te entiendo, pues a mí me pasó, quería buscar la respuesta en cosas rimbombantes, pero hallé una solución descaradamente sencilla: acercarme a Dios así no lo viera. Cada vez que me acercaba a Él, sentía que me preguntaba:

— ¿Cuál es tu miedo? Nunca he olvidado que debes despertar, te salvé de morir cuando te avisé a través de ese sangrado que algo andaba mal. Te he llevado entre mis brazos cuando tus piernas temblaban y el camino se puso turbio. Desde que eras niña, alejé de ti a todos los que te hirieron o te querían hacer mal.

—¿Recuerdas tus sueños? Fui yo quien te los dio, y porque se originaron en mí, los haré realidad.

— Cuando todos se han ido, soy yo quien me quedo, hasta te veo organizar los asientos y limpiar el piso, me quedo acompañándote cuando todos se van.

— Me ha dolido verte llorar, pero de manera silenciosa he dejado que lo hagas y ahí me quedo para consolarte en cuanto te pase. Ahora ya entiendes que, aunque no tienes alas, te puedes sentir en el cielo, solo con la oración y aunque no me sientas jamás Glorita, jamás te he dejado sola, nunca, nunca te he abandonado.

—¿Recuerdas a esa persona que te dijo; no estás sola? pues no fue él, fui yo quien hablé a través de él. No te he abandonado. Te estoy preparando para sacar la mejor versión de ti. ¡Yo cumplo mis propósitos!

Otra cosa muy importante que aprendí fue a tener paciencia, lo cual para mí fue como aferrarse a algo hasta que las fuerzas se te acaben, pero con la certeza de que cuando éstas se acaban, comienza la esperanza.

El día llegó

Aún recuerdo que desde muy temprano empecé a arreglarme, mientras me peinaba o hacía algo por mi aspecto físico, solo salían oraciones de mi boca. Le pedía a DIOS que me diera la fuerza para enfrentar el resultado fuera el que fuera. También le pedía que los resultados salieran rápido.

El camino hacia la clínica fue rápido. Yo estaba suspendida en el tiempo, sentí que volví a la tierra cuando tomé asiento en la fría sala de espera, ahí cualquier movimiento o sonido retumbaba fuertemente por el eco. Se hacía una mezcla entre la pulcritud del lugar, el silencio, el eco y mi miedo. La soledad se siente más en esos lugares. Como ya te conté, en esos momentos mi refugio era y es la oración, de tal manera empecé a hablarle a Dios y mi ansiedad empezó a disminuir. De repente asomó una joven rubia vestida de azul y pronunció mi nombre, mi turno había llegado, este sí era el verdadero momento inicial. La hora cero había llegado. Conté de manera autónoma los nueve pasos que me separaban de la puerta de entrada. Sentía que estaba entrando no solo a un examen sino al inicio del desafío más grande de mi vida. Esa máquina inmensa e imponente, parecía hablarme y yo trataba de no mirarla pues ya había leído y escuchado que demasiadas mujeres le tenían pavor por la presión que ejerce y el dolor que causa en el examen.

En ese momento te resignas y aceptas que tu vida no depende solo de ti, también entiendes que eres más obediente de lo que crees, pues a pesar de mi edad, yo parecía una niña recibiendo instrucciones y manteniendo su compostura en su primer día de escuela. No quería incomodar al especialista ni a sus ayudantes.

Me decía: —No te muevas, no hables, y yo no lo hacía.

Era delicada hasta para respirar, solo deseaba colaborar y que la toma del examen se hiciera de la mejor manera. No sé cuánto tiempo pasó, pero a mí se me hizo eterno. Al terminar, una leve tranquilidad invadió todo mi cuerpo. Ya se había dado el primer paso. Con la inocencia de la primera vez, salí de la terrorífica máquina, un poco apurada, pues supuse que los doctores me estaban esperando con los resultados en la mano.

La especialista me informó que se comunicarían conmigo al tener los resultados. No supe si celebrar porque ya me habían hecho el examen o ponerme triste porque no se sabía para cuándo estaría mi análisis. ¿Por qué se tienen que demorar? Esperar para mí era insoportable. En esos momentos entendí por qué a quién acude a una cita médica le llaman paciente, pues bastante paciencia es la que debe tener.

Ahora sí era paciente 6

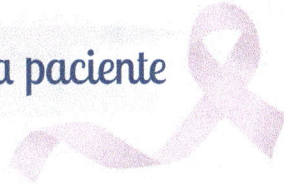

En ocasiones soñé que iba al hospital y gritaba desde la puerta: ¡¡Mis resultados!! ¡¡Denme mis resultados!!! Es que francamente, la espera se hacía eterna. Cada vez que sonaba el teléfono, yo guardaba la esperanza de que fuera alguien de la clínica, la verdad es que sin saberlo estaba sufriendo de "*scan-xiety*", una palabra híbrida en inglés que combina "*scan* (la exploración)" y la "*anxiety*" (ansiedad). Este término nuevo expresa la ansiedad provocada por la realización de una exploración médica para un diagnóstico de cáncer.

Prepararse para cualquier prueba médica es difícil, pero saber qué esperar puede ayudar. El temor y la ansiedad pueden estar atenuados si se tiene un plan. Es normal estar nervioso antes de la exploración y después de la exploración también, mientras esperas los resultados. Para muchas personas como yo, la espera es la peor parte. En mi caso, quería saber la respuesta en el momento en que estaba recostada en la tenebrosa máquina. Es que saber que los técnicos y los médicos ya están evaluando las imágenes y aún no sabes los resultados puede ser más difícil de enfrentar que la incomodidad del procedimiento en sí.

Puede tomar unos pocos pasos para sobrellevar la ansiedad provocada por una exploración. En primer lugar, es útil saber qué es lo que lo hace sentir nervioso o vulnerable. Podría ser estar sentado en una sala de espera con mucha gente, prever el dolor que le causará una aguja intravenosa, o la sensación de claustrofobia por estar encerrado en un tubo de metal sin moverse durante un tiempo que parece una eternidad. O bien, podría ser esperar hasta que tu médico te comunique los resultados, no saber cuándo podría llamar o qué escuchará.

En ocasiones puede ayudar, la realización temprana de las pruebas. Llevar a un amigo o familiar y planificar un incentivo después de la prueba, como compartir una comida o una caminata o una visita a una tienda, pueden desviar tu atención a los momentos más placenteros del día. También escuchar música o un podcast mientras se espera. Además, si piensas que sentirás dolor o molestias, informa al técnico o háblalo de antemano con un miembro de su equipo de atención médica. Podrían hacerte sugerencias para reducir las molestias.

Esperar los resultados nunca es fácil y no saber cuándo se comunicarán con uno puede intensificar la ansiedad. Aunque pienses que estás preparada puede ser difícil superar esas horas y días difíciles. Realizarse las pruebas de exploración puede desencadenar ansiedades viejas, y podrías volver a vivir el trauma del diagnóstico original. Sé amable contigo mismo y recuerda lo mucho que ya has logrado en el tratamiento de la enfermedad y que encontrarás la manera de salir adelante, independientemente de cuál sea el resultado de la prueba. Dígase a usted mismo que es normal sentir esta ansiedad y, luego, enfoque su mente en alguien que quiera y en algo que le guste. Un poco de humor, una oración, o una reflexión podría ayudarte a sentirte estable y con tranquilidad, incluso si estás rodeado de recordatorios sobre tu experiencia como paciente con cáncer.

Pasé de vivir una vida "normal" a una de enferma. Y ahora, la verdad me sentía ansiosa y desesperada. Cuando estos sentimientos afloraban, venían acompañados de palabras como: muerte, dolor y abandono.

Es que yo nunca antes estuve internada en un hospital, fueron siete días que parecían siete años. Algo extraño empezó a suceder después del cuarto día. De una manera sobrenatural empecé a sentirme tranquila y un poco menos preocupada, empecé a entender que había cosas que yo no podía controlar y que la serenidad era una excelente opción para escuchar a Dios. Sabía que cualquiera que fuera el resultado, Dios tenía el control total y no me dejaría sola.

Una mancha sospechosa

Una extraña corazonada me decía que esa era la llamada esperada. Dejé sonar el teléfono solamente tres veces y sin mirar la pantalla del móvil, ya sabía que eran ellos. Y precisamente era la enfermera quien de manera muy atenta y dulce pero directa, me explicó que habían hallado en mis resultados una mancha sospechosa, que no sabían si era un quiste o un tumor.

— ¿Y cómo hacemos para saberlo? pregunté.

— Hay que hacer una biopsia, respondió.

Creo que interpretó de manera eficaz mis cuestionamientos y de manera explícita me dijo: — Queremos saber si es benigno o maligno.

Sentí el susto en el estómago, la respiración se aceleró, los hombros se me pusieron durísimos. El corazón latió más fuerte. Los oídos se me bloquearon como si una alarma de pánico se hubiese activado. Los miedos se me estaban haciendo realidad. Esto era una pesadilla de la cual ya quería despertar. Esto es algo que nadie entiende. Es como estar en un túnel, oscuro y sin reversa y en un espacio donde solo cabes tú. Como pude acepté sus recomendaciones y separé la cita para la biopsia que sería una semana después.

En México tenemos un dicho: "A lo hecho, pecho" Ya estaba en el baile y tenía que moverme de acuerdo a los tonos que me tocaran. Ya no había espacios ni lugar para el desespero u otros pensamientos. Sería una semana más de espera, pero sin ansiedad. Desde ese momento me nació vivir cada día como si fuera el último y no porque quisiera morirme, sino que entrar en esa actitud me hizo más consciente de muchas cosas de mi vida. Es más, creo que en esas etapas es donde más cercana al creador me he sentido. Ahora quedaba el reto de explicarle a mis hijos lo que me habían dicho y no sabía cómo hacerlo pues no deseaba asustarlos ni decirles que algo malo iba a pasar. Planeé tanto esa conversación, me repetí a mí misma. Ensayé de todas las maneras, pero cuando los tuve de frente, solo pude decirles: lo que me sacaron del pecho, lo van a revisar.

La respuesta de ellos dos casi al unísono fue: ¡sea lo que sea te vamos a cuidar! Nuevamente la vida me daba una enseñanza, a través de un pequeño de 11 años y una niña de 15, (para la cual estábamos preparando una fiesta). El equipo estaba de vuelta y la unidad nos hace fuertes. La teoría se estaba llevando a la práctica, ¡y de qué manera! Cuando hay respaldo se puede vencer y enfrentar cualquier cosa.

La biopsia

En esta ocasión fueron diez largos días los que pasaron antes del examen. Poco a poco y con paciencia pude aceptar la etapa de vida en la que me encontraba. Sabía que las tormentas llegan, pero no son para siempre. Una vez más iba camino a otra cita y como siempre orando todo el camino hasta que llegué a la clínica. Me habían dicho que este examen era más doloroso y complicado que la mamografía. Aprendí con el tiempo que cada historia es única y no es endosable. Lo que te duela a ti, es posible que no me duela a mí, o viceversa. Mi recomendación primaria es no llenarse de tanta información o preconceptos que generan prejuicios a la hora de enfrentar la realidad. Hay personas positivas y otras no tanto y como tal pueden transmitir lo vivido de acuerdo a sus modos de ver la vida. En este momento retumbaba en mi cerebro la cara y la frase de la señora quien se había referido a este examen como; lo peor de este mundo.

Al llegar no alcancé ni a sentarme y ya estaban llamándome y en cuestión de minutos estaba frente a la especialista en la sala de procedimientos, creo que fue hasta benéfico pues no tuve más tiempo para estar pensando y analizando. De todas maneras, seguía frente a la incertidumbre de no saber a ciencia cierta qué pasaba con mi salud... pero estaba a punto de conocerlo.

Al recostarme en la camilla, prepararon la solución salina con anestesia local, estaba en mi ritual acostumbrado de respiración y oración, cuando, de pronto, comencé a detallar una enorme aguja que no estaba ahí de manera fortuita, ¡¡¡ era la que ingresaría a mi cuerpo!!! Al lado de esta mega aguja estaban unas pinzas larguísimas y algunos otros instrumentos que serían usados para la biopsia. Estaba viendo todo lo que usarían a través de mi cuerpo y entré en ansiedad. En ese momento entendí por qué las personas de fe no nos movemos por lo que vemos sino por nuestra fe, no vemos para creer ¡Creemos para ver! Aunque la realidad me mostraba algo asustador yo debía creer en aquel que me había prometido que mi vida estaba en sus manos. Esa es la cuestión: creer.

Tus ojos te pueden mostrar una realidad palpable, irrefutable. En este camino del cáncer, decidí no fijarme en realidades, sino en lo que creía. De pronto te estarás preguntando: ¿y eso para qué sirve? Si la realidad muestra una cosa, ¿para qué engañarnos?

¿Sabes? De pronto con fe no cambié las realidades de inmediato, pero la manera en la que me adapté a esas realidades ¡sí las pude cambiar! Y por ende puedo cambiar el cómo me siento en determinado momento.

Lo más traumático es que yo estuve despierta observando todo lo que estaban haciendo, bueno, la verdad alcanzaba a mirar solo un poco y el resto, tuve que darle rienda suelta a la imaginación;

—¿Qué estarán haciendo, cortando o suturando? me preguntaba.

Cada paso que daban y para qué lo hacían, de una manera muy empática y amable me lo iban describiendo. En ocasiones me provocaba rogarles que no me dijeran, en otras agradecía.

De pronto, un dolor insoportable apareció abruptamente en el lugar donde estaban trabajando. El primer impacto que causa el dolor es el miedo a sentir, o sea, es como sufrir antes de sufrir. Algunos científicos describen ese miedo al dolor como agorafobia. En realidad, no era la percepción subjetiva al dolor en sí, temía que mi cuerpo no pudiera responder frente a esa sensación, también me daba pánico pensar que ese dolor se instaurara de manera permanente en mi cuerpo. Además, yo asociaba dolor a malignidad, a complicación, a muerte. Estaba en todo este mar de sensaciones cuando el médico le indicó a la enfermera que me pusieran más anestesia.

A continuación, te quiero dejar algunas recomendaciones que seguí y me dieron resultado:

- Pregúntate honestamente si quizá este miedo está siendo desproporcionado con respecto a la situación que estás viviendo. Como diría mi madre: ¿Es para tanto?
- ¿Podrías explicarte por qué te sientes así? ¿Es decir, desde la razón, y teniendo en cuenta el procedimiento, tu miedo es justificable?
- ¿Te estás descontrolando? ¿Alguna parte de tu cuerpo se está moviendo de manera involuntaria? ¿Estás sudando sin control? ¿De verdad estás esperando lo peor para ti?

Estas tres preguntas aprendí a hacérmelas mientras me practicaban algún procedimiento, pues en demasiadas ocasiones la mente viaja más rápido que la realidad. Me sirvió bastante para no manejar el dolor desde la imaginación, sino desde la realidad.

Hay unas frases de Jesús que me repito constantemente, desde que descubrí esos versículos, cada vez que estoy en un momento difícil los repito:

Estas cosas les he hablado para que en mí tengan paz. En el mundo tendrán aflicción, pero confíen, yo he vencido al mundo. Juan 16:33, Reina -Valera (1960).

Dios está conmigo, Dios venció el dolor,
Si Dios está conmigo, ¿quién contra mí.
Romanos 8:31, Reina-Valera (1960).

El procedimiento siguió y yo seguía escuchando lo que el especialista decía y mirando lo que hacían. Como ya te conté, en momentos no quería ver porque era espantoso. Metió una aguja larga acompañada de una cámara miniatura para poder ver en una pantalla lo que estaba haciendo. Después metió unas pinzas largas con las cuales cortó un pedazo de lo que creían era el tumor, para estudiarlo y saber si era benigno o maligno. Solamente escuchaba un ruido fuerte como cuando usas las tijeras para cortar algo muy grueso.

¡Estaban cortando algo de mi cuerpo! Cada vez que cortaban, me asustaba. Poco después, escuché las palabras que anhelaba escuchar. ¡Ya terminamos!

Desde ese día hice las paces con mi estado de salud y me comprometí a no pelear más con mis dolores, mis miedos, mis riesgos. Decidí aceptar y dar la bienvenida a este nuevo estilo de vida.

En cada proceso de enfermedad tú escoges si ser víctima o ser protagonista.

Eres víctima

- Cuando te auto compadeces y te dices: —Pobrecita yo!
- Cuando buscas culpables
- Cuando quieres hacer sentir mal a otros.
- Cuando tratas de seguir tu vida y tu agenda, ignorando la realidad que estás enfrentando.
- Cuando esperas lo peor.
- Cuando te quejas constantemente.
- Cuando exageras la situación.
- Cuando agredes a quienes te cuidan.

Después de una hora de procedimiento descubrí que estaba pasando por una metamorfosis pues ya me sentía un poco más adaptada. Ahora solo quedaba esperar, gracias a Dios ya había terminado.

Por unos minutos, aunque estaba despierta, no estaba consciente, intenté levantarme y no pude, aunque nunca he consumido licor en exceso, creo que así se deben sentir las personas al hacerlo. Me sentía como viendo una película en tercera dimensión, pero sin poder abrir los ojos, además de demasiado mareo. El especialista me explicó que la anestesia había hecho un efecto tardío y también se disculpó por haberse pasado un poco en la anestesia.

No había nada que disculpar, pues para mí fueron momentos de desconexión y tranquilidad, fue como apartarme por unos minutos de la cruda realidad que estaba enfrentando.

Según las bases de la terapéutica farmacológica, la analgesia es un conjunto de cambios en los "componentes" del comportamiento o percepción. Los componentes del estado anestésico incluyen:

- Amnesia.

- Inmovilidad en respuesta a la estimulación nociceptiva.

- Atenuación de las reacciones autónomas a la estimulación nociceptiva.

- Analgesia.

- Estado de inconsciencia.

Es que la anestesia al llegar a los receptores de dolor del cerebro también logra generar un estado de ausencia de la realidad. Situación que en demasiadas oportunidades anhelaba.

Te cuento que, cuando te diagnostican cáncer, tú empiezas a pelear una guerra desgastante; física, mental, laboral, económica, emocional, familiar y muchas más. Por eso, lo único que pides a gritos es: ¡Una tregua!

Como cuando estábamos niños y pedíamos un *time out* para beber agua o simplemente respirar. ¡Eso! Yo necesitaba respirar. Ese era el mensaje que yo recién estaba empezando a entender: ¡parar!

1. Parar el ritmo de vida que tenía
2. Parar de hacer y aceptar que pase lo que deba pasar
3. Parar de mirar el reloj, la agenda, los compromisos
4. Parar de contar con una mañana o una tarde y aceptar que el tiempo no nos pertenece.
5. Parar de creerme indestructible
6. Parar y escuchar a mi cuerpo
7. Parar de hacer y empezar a ser.

Imagínate que, en la naturaleza, así como en nuestros cuerpos, hay momentos para estar activos (las horas diurnas, el verano) y momentos para estar quietos (la noche, el invierno), momentos donde los cambios ocurren hacia adentro (el período de latencia de una semilla) y momentos en que los cambios se producen hacia afuera (el crecimiento de la raíz). Hasta las células necesitan tiempos para renovarse, reproducirse e interactuar.

Nuestra sociedad actual nos indica que debemos ser proactivos, líderes, echados para adelante y avanzar sin descanso, todo el tiempo nos dice: "¡Tienes que ser productivo!", "¡Hay que innovar, no te detengas!" "¡Si te paras te ganarán los competidores!" Dios me hizo darme cuenta a través de mi enfermedad de que no podía obsesionarme con ser competitiva y trabajar sin descanso, me hizo ver la vida desde otra perspectiva, a entender que es saludable tomar un descanso.

También, se vale en algunas ocasiones aislarse, crecer y avanzar desde adentro. Esto me hizo pensar en las tardes, noches y fines de semana en que mi mente y mi cuerpo me pidió un descanso y yo no los escuché.

Cuando me diagnosticaron cáncer, la vida me sacudió, inicialmente no lo entendía y en contra de mi voluntad empecé a entender que tenía que parar y atender mi salud.

Mientras pensaba en todo esto, mis ojos se fijaron en el azul profundo del color del uniforme de la enfermera que me estaba ayudando a llegar hasta el cuarto de recuperación. Era una rubia, de mediana edad, delicada en sus expresiones y con una mirada muy noble. A su vez, me entregó un jugo de manzana, que disfruté en cada sorbo. Como tenía tiempo, observé de manera detallada la etiqueta, la descripción de los componentes, el rojo carmesí de la manzana en la foto, el verde oliva de la hojita que la acompañaba. Hasta agradecí a las personas que trabajaron preparándolo. Estaba con todos mis sentidos activos, plenamente atenta. ¡¡¡Wow!!! Estaba viendo cosas que antes no veía. Estaba viendo con el corazón.

De una manera extraña, me estaba sintiendo viva mientras luchaba contra la muerte. Has notado que en ocasiones:

¿Miras sin observar?

¿Oyes sin escuchar?

¿Tocas sin sentir?

¿Respiras sin inspirarte?

¿Compartes con otros sin vibrar?

Mientras estaba en este maravilloso viaje de conciencia plena, no supe cuánto tiempo pasó y estaba quedándome dormida cuando la rubia de mirada noble irrumpió en el cuarto diciéndome que ya me podía ir, que le diera el nombre de mi acompañante para llamarle y que me ayudara a salir.

—Yo vine sola, le respondí.

Ella trató de ocultar su cara de asombro, yo la noté y solamente sonreí.

—¿De verdad vienes solita? – me dijo.

—Sí, pero tranquila, respondí

—En este caso debes esperar más hasta que se te pase totalmente el efecto, concluyó la amable y vocacional enfermera.

Fueron muchas las citas, procedimientos y terapias a las cuales asistí sin acompañante.

¡Claro! Se me arrugaba el corazón cuando veía madres con hijos o con esposos o con alguien. Siempre me llamó la atención ver a un joven de mediana edad acompañando a su hermanita a las quimioterapias. Jugaban, reían, bromeaban. Un día los dejé de ver. Ella murió. Las historias que recogí en esas salas de espera fueron muchas. Deseo de todo corazón que entiendas algo. La vida nos presenta pruebas, que debemos hacer solos. Las demás personas no tienen por qué ayudarnos a responder las preguntas de nuestro examen. Tampoco debemos desgastarnos copiando las respuestas de otra persona, pues se trata de otra vida, otra prueba, otro reto.

Mi lucha por vencer al cáncer se convirtió en una cita con la vida, era mi cita. Cuando estás luchando en contra de una enfermedad, debes entender eso: es tu cita, es tu prueba.

Si alguien desea acompañarte ¡gloria a Dios! Si no te acompañan ¡gloria a Dios! No te estreses ni te deprimas porque alguien hace o no hace algo.

Tus hijos no deben abandonar la escuela, pues la vida sigue.

Tu pareja no debe descuidar su apariencia ni abandonar sus sueños. La vida sigue.

El tráfico no se puede detener o acelerar por tu situación actual. La vida sigue.

Los árboles seguirán dando sus frutos, seguirán llegando bebés al mundo, una pareja se seguirá amando, la industria seguirá produciendo, las semillas germinando. La vida sigue.

No puedes asumir el papel egoísta de pretender que los demás suspendan sus agendas y dejen de vivir su vida y dejen de presentar sus exámenes por ayudarte a hacer el tuyo. La vida sigue. Nadie, léelo bien: nadie debe abandonar sus compromisos por ayudarte a cumplir los tuyos.

¡Que te quede bien claro! Cuando se está enfermo no hay que convertirse en una carga, pero tampoco hay que llenarse de soberbia y altivez. Más bien disfruta, aunque parezca difícil o incongruente, disfruta cada minuto, cada instante, cada experiencia. Disfruta de la vida cuando no sientas dolor, no caigas en la amargura. En mi caso, yo no quería convertirme en una enferma amargada, pues nadie desea estar al lado de una persona así. Además, ya serían dos enfermedades: la del alma y la del cuerpo.

Cuando estés enferma/o, trata, hasta último momento, de valerte por ti misma/o y hazlo con la mejor actitud. Recuerda siempre al maestro de Galilea que, clavado en la cruz del calvario, daba amor. Recuerda, no te conviertas en una carga, sé que lo que estoy diciendo no es fácil de asumir, pero prefiero decirte lo que muchas veces tus familiares o cuidadores pueden callar. Lucha con fe en Dios, valora tu vida. Sentirás que, en cada avance que tengas te vas a sentir con más orgullo y amor propio para seguir adelante.

Volviendo a mi historia, pasaron más de tres horas y ya podía irme. Al salir de recuperación y antes de irme me dijeron que ya habían obtenido lo que necesitaban para hacer los exámenes necesarios y que me llamarían con los resultados en unas semanas. Una vez más a esperar, pero esta vez no se sintieron tan largos los días, fui descubriendo cierta habilidad para manejar los tiempos, se llama: paciencia. Además, tenía algo en qué ocuparme y eran los preparativos de la celebración del cumpleaños de mi hija: cumplía dieciséis.

¿Y si este es mi último día? 7

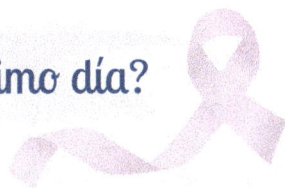

De vez en cuando pasaba por mi cabeza sentimientos de tristeza:

¿Y si este es el último cumpleaños en el que mi hija me vea?

¿Y si en un mes ya no estoy?

¿Alcanzaré a estar en la fiesta?

Son lo que yo llamo: aturdidores emocionales, aguafiestas, pensamientos de amenaza que tratan de dañar tus momentos de felicidad. ¿Sabes cómo los erradicaba? Focalizándome en algo absoluta y exclusivamente. Me decía a mí misma: — Ok Gloria, vas a partir de este mundo en el momento que Dios disponga, quizá hoy, de pronto mañana, pero lo que hagas hoy lo vas a dejar bien hecho.

- El té de la mañana (pues suspendí el café).

- El almuerzo para mi familia.

- El aseo en la casa (hasta donde podía).

- La llamada a mi amiga.

- El abrazo a mi amado.

- La sonrisa a mi madre.

Todo empecé a hacerlo como si fuera la última vez, como si no existiera un mañana; y no solamente en un momento crítico deberíamos aplicar ese principio, toda la vida debería ser un constante día a día. La famosa organización Alcohólicos anónimos, tiene esta frase de batalla: "Hoy no tomo, mañana sí.

Con esta proverbial frase, engañan a su cerebro, dándole un atenuante y como queriéndole decir: quédate tranquilo que mañana te doy eso que me estás pidiendo, y así transcurren los días.

¡Excelente estrategia! Cada vez que trataba de deprimirme me decía: "hoy no me deprimo, mañana sí"

Cuando algo me advertía; ¡te vas a morir! Me decía: hoy no me muero, mañana sí.

Cuando no me entraban los alimentos, repetía: por hoy voy a comer, mañana no.

Cuando de mi boca trataban de salir palabras negativas para demostrar inconformidad, decía: hoy no las digo, mañana sí.

Y "el mañana sí" me sirvió muchísimo. No te canses, recuerda vivir cada día como si fuera el último, "por hoy no te canses, mañana sí"

El día más esperado y más temido había llegado: me llamaron de la clínica para darme los resultados. Yo estaba trabajando y cerré la puerta de la oficina para tener privacidad, del otro lado de la línea escuchaba la voz suave de una mujer amable y tranquila, era la enfermera, en cuanto verificó que era yo, me dijo las palabras que cambiarían mi vida para siempre. Dijo que lo sentía, pero que los resultados demostraban que mi diagnóstico de cáncer era positivo. En ese momento sentí que las piernas se me doblaban, el corazón se me agitó sin control, algo dentro de mí se rompió. Le pedía a Dios que todo fuera una pesadilla y que me dejara despertar. El primer pensamiento que me cruzó la mente fueron mis hijos. El dolor que sentí por solamente pensar en la posibilidad de dejarlos solos, fue más doloroso que haber recibido ese diagnóstico, mis peores miedos ahora se hacían realidad. Aunque aturdida, permanecí calmada y la enfermera me intentaba convencer de que todo estaría bien. Que yo iba a estar bien y que no me preocupara, le agradecí por sus palabras de aliento.

Ya el diagnóstico estaba dado, sentía como si las paredes de esa oficina me apretaran, no recuerdo el momento en que la llamada terminó. Fueron segundos eternos de absoluta soledad, sentí morir antes de tiempo.

Sí tienes cáncer de mama

Después de ese momento, al salir de la oficina, me encontré a una compañera de trabajo quien, de manera inesperada, estaba ahí. En cuanto me preguntó qué me habían dicho, no me pude aguantar y se me salieron las lágrimas. Me quebré, la abracé como despidiéndome, estaba destruida.

Mi compañera me tomó de la mano, me llevó a una oficina privada diciéndome que tenía la solución y oró por mí. Una vez más aparecía esa sensación de que no estaba sola, que Dios estaba conmigo. Nunca antes valoré tanto su presencia como en ese momento.

No sé cuál sea tu tendencia espiritual, pero a partir de este momento, deseo que conozcas algo que yo descubrí: aunque la ciencia es escéptica en cuanto al poder sanador de la espiritualidad, no la considera incompatible con sus estudios, descubrimientos e incluso con la mejoría de pacientes que padecen alguna enfermedad. Si bien no hay una prueba científica sobre el poder de la fe, hay un instinto que revela una íntima conexión entre el cuerpo, la mente y el espíritu. "La meditación y la oración pueden contribuir al bienestar de una persona".

A pesar de que es difícil demostrar que la espiritualidad puede curar una enfermedad, sin duda va a ayudar a que las personas se sientan mejor. Puede prevenir algunos problemas de salud y ayudar a sobrellevar las enfermedades, incluyendo el estrés y la muerte.

Al respecto, la Dra. Ivette Valenzuela (2016), una maravillosa médica cristiana en su artículo *El papel de la fe en la curación de la enfermedad* publicado en línea, afirma lo siguiente: "No hay duda de que Dios está con nosotros cuando más lo necesitamos".

Estoy convencida de esto, porque Dios me mandó a mi compañera de trabajo en el momento preciso y en el tiempo perfecto para mostrarme el poder de la oración. Eso es lo que yo necesitaba, orar. Cuando ella y yo terminamos la oración, decidí irme a mi casa, ya no podía concentrarme en el trabajo.

En cuanto llegué a mi carro, llamé a mi novio, quien ahora es mi esposo. Él fue la primera llamada que hice, la primera persona que se me vino a la mente para llamar y comunicarle mi diagnóstico de cáncer, hubo un silencio corto, que pareció ser eterno. Me dijo que todo estaría bien y que él permanecería a mi lado pase lo que pase. Esas palabras me llenaron de aliento porque pensé que se alejaría de mí para no complicarse la vida. Gracias a Dios no se alejó, al contrario, él fue el ángel que Dios puso en mi camino, el que me dio la fuerza para enfrentar la tormenta que me esperaba. Por siempre le estaré agradecida por no haberme abandonado en el momento más oscuro de mi vida.

Después le dije al resto de mi familia y por responsabilidad, al papá de mis hijos. Quise prepararlos poco a poco con la ayuda de consejeros de sus escuelas y terapistas. Sería otro golpe emocional muy fuerte para ellos. En cuanto a mis padres, no quería afectar su salud, sobre todo la de mi madre que en esos momentos estaba bastante comprometida y tampoco quería preocuparlos. (Tristemente, siete años después uno de mis hermanos, nos fue arrebatado por el cáncer).

Parte de mi familia estuvo a mi lado antes, durante y después de las cirugías. En la primera cita con el oncólogo, en la cual me explicaron todo el proceso, el Dr. nos dijo que el diagnóstico era Carcinoma Ductal In Situ del lado izquierdo. Gracias a Dios era la primera etapa lo cual me dio esperanzas.

En un artículo publicado en el portal El Mundo[6], en el año 2015 se hace referencia a un estudio elaborado por la Universidad Iowa, en Estados Unidos, analizó la tasa de divorcios en matrimonios en los que uno de los cónyuges tenía una enfermedad grave en comparación con los matrimonios que no tenían ese diagnóstico. Los resultados publicados por la revista Journal of Health and Social Behavior concluyeron que en los matrimonios en los que a la mujer se le detecta una enfermedad grave, y no al hombre, "existe un 6% más de probabilidades de ruptura con respecto a los

---

[6] Tomado de:
https://www.elmundo.es/salud/2015/04/02/551c42bdca4741bc2b8b456c.html#:~:text=Los%20resultados%20publicados%20en%20la,respecto%20a%20los%20matrimonios%20sanos%22.

154

matrimonios sanos". Por su parte, no se encontraron diferencias cuando el que enfermaba era el hombre.

Según la autora principal del estudio, Amelia Karraker (2015)[7] una enfermedad supone una amenaza para la armonía de una pareja, pero los datos no explican el porqué de estas diferencias. Una de las posibles razones podría ser el aspecto económico que suele tambalearse en este tipo de situaciones. El entorno afectivo también ayuda a mejorar la respuesta ante tratamientos de enfermedades como el cáncer, la diabetes o las cardiopatías.

Así lo demuestra otro estudio llevado a cabo por la World Heart Federation en el que se demostró que las personas con unos fuertes lazos afectivos, mejoraban entre dos y cuatro veces su capacidad para reponerse de la enfermedad de la que estaban siendo tratados. Sin duda, el amor es positivo para nuestra salud y podría estar relacionado con el hecho de que,

---

[7] Mismo portal:
https://www.elmundo.es/salud/2015/04/02/551c42bdca4741bc2
b8b456c.html#:~:text=Los%20resultados%20publicados%20en%
20la,respecto%20a%20los%20matrimonios%20sanos%22.

durante la fase del enamoramiento, el cerebro segrega hormonas como la oxitocina, la dopamina o la adrenalina, que protegen el sistema cardiovascular. No te imaginas cuánto valoro y bendigo la vida de mi esposo por haber decidido quedarse a mi lado, pues cuando hay este tipo de diagnósticos esto es lo que puede pasar:

El impacto psicológico que ocasiona la noticia de una enfermedad grave, puede dar lugar a diferentes emociones como negación, culpa, vergüenza, rabia, miedo, resentimiento, tristeza, etc., que, por lo general, se viven en diferentes fases:

- En el momento inicial (detección de una anormalidad): ansiedad.

- Diagnóstico: Shock emocional (puede ir desde la negación a la indefensión, va a depender de la personalidad de cada uno).

- Tratamiento: estabilidad/negación.

- Seguimiento: miedo/depresión.

- Recidiva: ansiedad.

- Fase avanzada y terminal: desesperanza y depresión.

Cuando recibí la llamada del diagnóstico solo pensé que me iba a morir, yo no sabía mucho acerca del cáncer, para mí esa palabra significaba muerte segura, por ello, empecé a investigar con detalle sobre mi enfermedad, lo cual me ayudó a calmar mis nervios. Aprendí que cuando son las primeras etapas, hay gran posibilidad de supervivencia. Por eso siempre recomiendo a las mujeres que hay que ir a revisarse constantemente para evitar consecuencias irreversibles. A eso le llamo: autocuidado.

El simple hecho de observarse, de palparse, de mirar si tus senos han cambiado de colores o de apariencia, es importante para darte cuenta de que algo está mal y tomar la decisión de ir médico.

Cuando supe que mi cáncer estaba en la primera etapa, me aferré a la esperanza de que iba a sobrevivir, pues si Dios desde un primer momento había demostrado estar conmigo, sabía que no me abandonaría pues el miedo, la incertidumbre o la rabia son algunos de los sentimientos comunes tras el diagnóstico de una enfermedad.

Al salir de la cita con el oncólogo ya iba con los detalles de cuándo sería la primera cirugía. Él, cumpliendo con el protocolo, me ordenó un MRI que era necesario antes de la intervención.

Llegó el "¡Oh my God!"

Al recibir esos resultados, observaron que había un tumor canceroso adicional, yo no lo podía creer. ¿Hay más? ¿De dónde salieron? Esto ¿qué es?

Esta novedosa aparición hizo que la cirugía se tuviera que aplazar para hacer exámenes adicionales. Al escuchar que el doctor me decía que el cáncer se estaba multiplicando, yo sentía una vez más que me estaban dando una sentencia de muerte. En ese momento verdaderamente perdí todas mis fuerzas, o lo que me quedaba de ellas, esto ya era determinante. Mi fe estaba agonizando.

A pesar de mis imperfecciones, le doy gracias a Dios por haberme dado la fortaleza de aguantar tanto dolor y mantenerme con paz y fe durante esa tormenta tan difícil. Y sé que fue Él, no fueron mis fuerzas, pues ya sabes que se me acabaron. Con su presencia esta tormenta no se hizo más fácil, pero sí superable.

Si de pronto estás pasando por la tensión que genera una enfermedad o conoces a alguien que lo esté atravesando, quiero dejarte aquí una oración que me acompañó siempre y me ayudó a salir adelante:

Oración

Padre nuestro que está en los cielos, vengo delante de ti

Reconociendo que solo tú eres Dios

Reconozco que eres Dios de amor, de compasión y de misericordia.

Por eso hoy te pido que te acuerdes de (amigo/a), que está enfermo/a

Te pido, Dios, que extiendas tu mano sanadora hacia (amigo/a).

Te pido, Dios, que quites el dolor de su cuerpo.

Te pido, Dios, que confortes su alma durante estos momentos difíciles.

Te pido, Dios, que (amigo/a) sepa que tú estás a su lado siempre.

La Biblia dice que tú le has dado autoridad a tu hijo Jesús sobre todas las cosas.

Así que yo declaro que, en el nombre de Jesús, la enfermedad se va de (amigo/a)

Tengo fe que tú, Dios, tienes el poder para sanar.

Confío en que la obra de sanidad está hecha en (amigo/a).

Gracias buen Dios por escuchar mi petición. Gracias por tu amor y por tu misericordia.

Gracias por tus grandes obras. Gracias por la salud de (amigo/a).

Que tu voluntad sea hecha, en el nombre de Jesús, amén.

De manera casi instantánea cuando se afronta una enfermedad, palabras, términos y conceptos médicos entran a formar parte de nuestro vocabulario.

Como ya te conté, este tipo de procedimientos me servían para meditar muchísimo, entraba en un estado de análisis, de reflexión, de inspiración, no sé si es el sonido que genera el equipo al hacer el examen, o si es el sentirse encapsulada dentro de la máquina, o la quietud absoluta que se debe guardar para que la prueba sea exitosa, el caso es que siempre este tipo de exámenes me ponen reflexiva.

Debí esperar largos minutos, pues las personas del laboratorio me pidieron que esperara dentro del cuarto mientras obtenían los resultados, me dijeron que regresarían en unos minutos. Yo podía verlos platicando entre sí por una ventana que dividía los dos cuartos y trataba de interpretar sus gestos, expresiones y lenguaje no verbal, cada movimiento de sus manos o expresión de sus rostros, me hacía suponer alguna noticia. Ese día no me entregaron resultados, solamente me citaron para realizarme el mismo examen, pero en dos semanas y por enésima vez, tuve que tener llenarme de paciencia para volver a esperar. Uno de los tesoros más valiosos que me dejó este proceso, fue precisamente eso; no suponer.

En el libro *Los cuatro acuerdos*, su autor, don Miguel Ruiz, plantea el tercer Acuerdo, que consiste en "no hacer suposiciones". Tendemos a hacer suposiciones, sobre todo. El problema es que, al hacerlo, creemos que lo que suponemos es cierto: "Juraríamos que es real".

Entonces se produce una secuencia habitual, como lo señala Miguel Ruiz (1997) en su libro *Los cuatro acuerdos*: "Hacemos suposiciones sobre lo que los demás hacen o piensan, nos lo tomamos personalmente y después los culpamos y reaccionamos enviando veneno emocional con nuestras palabras". En esta pequeña catástrofe de todos los días, "acabamos haciendo un gran drama de nada". Este maestro afirma que, todos tenemos un sueño personal, una serie de ideas y conceptos sobre el mundo que nos rodea, que no se corresponde con la realidad y eso causa mucha frustración.

Por lo general solo vemos lo que queremos ver y escuchamos nada más lo que deseamos escuchar, así no percibimos las cosas tal como son. Tenemos por costumbre soñar sin basarnos en la realidad, de este modo inventamos las cosas en nuestra imaginación. Cuando no entendemos algo, por lo general hacemos una suposición sobre su significado, pero cuando descubrimos la verdad, el sueño en el que estábamos desaparece y descubrimos que no era nada de lo que creíamos.

Y ahí estaba yo, suponiendo otra vez.

Pasaron las dos semanas y cumplí con la cita para que me hicieran otro MRI. Al terminar, se volvieron a reunir igual que la vez pasada, solo que en esta ocasión se rascaban la cabeza con una mirada de interrogación. Por un momento me preocupé porque pensé que los resultados serían muy malos. Trataba de interpretar sus gestos, miradas y posiciones del cuerpo.

Después de aproximadamente media hora, me pidieron que me sentara en frente de las pantallas en las cuales estaban las imágenes tomadas por el MRI. Me enseñaron en una pantalla la imagen en donde se miraban los múltiples tumores cancerosos del examen previo. En la pantalla del lado estaba la imagen tomada por el MRI que habían hecho hacía unos minutos, la diferencia era que en esa pantalla ya no estaban los tumores adicionales, habían desaparecido. ¡No estaban!

No se podían explicar cómo podía ser eso posible. Científicamente la posición era: o hay un error en el examen o esto es un milagro. Rodeada de doctores y especialistas de MRI, me atreví a explicarles de manera muy sencilla, respetuosa y en una sola palabra: ¡Dios!

La fe valió la pena: por unos minutos me sentí orgullosa de mí misma, por haber confiado en que mi papá Dios haría el milagro y estaba viendo cómo Él cumplía la cita y cumplía su promesa. Luego pasé de orgullo personal a agradecimiento con el Creador por no haberme dejado caer, darme la capacidad de creer, escucharme y estar conmigo.

En muchos momentos cuando estás enfermo las palabras van a sobrar, los regalos ya no importan. Lo que de corazón agradecerás es la presencia de tus seres queridos y de Dios, con el solo hecho de saber que quienes te aman están ahí, te reconfortas y eso se convierte en la mejor medicina, aprendes a bendecir la existencia de los demás.

Me dieron cita para mi primera cirugía dos meses después que pasaron rápidamente, hasta que llegó el día que me harían la mastectomía doble con reconstrucción. ¿Por qué doble si el cáncer solamente estaba en el lado izquierdo? Tomamos esa decisión para evitar riesgos y no pasar por la pesadilla del cáncer de nuevo. Estaba decidida a erradicar a esa enfermedad de mi vida, sabía que "A grandes males, grandes soluciones".

El día crucial

Después de tantos exámenes, citas, ansiedades, milagros y diagnósticos, llegó el gran día: el día de la cirugía.

Ya la decisión estaba tomada, me sentía preparada psicológicamente para el protocolo de levantarme, orar, asearme, organizar mis documentos. La oración, como te lo he contado hasta la saciedad, se convirtió en mi refugio. Solamente deseaba salir de esto y ya al menos se veía un poco la luz al final del túnel.

Llegamos al hospital y fui ingresada a preparación, antes de esto me despedí de mi hijo, fue doloroso verlo llorar, también pedí la bendición de mi papá, un hombre que siempre demostró fortaleza, vi cómo se deslizaba una tímida lágrima por sus mejillas. Les dije a todos que los amaba y con una paz interna tan increíble fui trasladada por la enfermera.

Después de casi ocho horas de espera para mi familia, terminó la cirugía, gracias a Dios fue una cirugía exitosa y sin complicaciones. Me dijo el cirujano un día después que se sorprendió porque no hubo ningún problema a pesar de que fue una cirugía con alto riesgo de infección y de sangrado. ¡Dios seguía obrando!

Pasaron meses de recuperación y después otra cirugía y después otra y otra. Tuve seis cirugías en el término de doce meses para detalles de la reconstrucción. Fue un año muy difícil, en el que ya hasta conocía los pasillos del hospital, el olor a líquidos de asepsia y el sonido del instrumental quirúrgico ya me eran familiares.

Como el Ave Fénix: mi vida después del cáncer

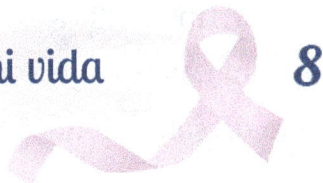

8

Durante el proceso del cáncer hubo muchas altas y bajas con mis emociones, pero aprendí que eso era normal, por ejemplo, a veces sentía una tristeza profunda por pensar en el tiempo que perdí estando enferma, por la cantidad de cirugías practicadas, por la improductividad en la que me sentía. En otras ocasiones, me daba rabia, sobre todo, conmigo por mis descuidos, pues me acusaba por no haber actuado a tiempo, una cita en su momento habría bastado.

Muchas veces llegaba el miedo, me lo imaginaba como un señor imponente, como esos jefes terratenientes de las épocas de la esclavitud; y es que eso buscaba el miedo, someterme a su manera.

Era el peor sentimiento, pues generaba desconfianza y desesperanza.

En fin, mi día a día era como una montaña rusa emocional, pero algo era claro, si no había llegado al estado de salud donde quería estar, tampoco estaba donde empecé.

Aceptar las emociones era reconocerlas como pasajeras y eso fue importantísimo, sobre todo para nosotras las mujeres que somos tan existencialistas. Ver llegar esas emociones, era prepararme para su partida.

Hay una tendencia a asociar la palabra aceptar con derrota o mediocridad y no es así. Aceptar implica dar un lugar a lo que se siente pues pretender rechazar una emoción es arraigarla aún más. Bien lo planteó Carl Jung: "Lo que aceptas, te transforma; lo que niegas, te somete".

Fue un proceso tan difícil y a veces parecía hasta imposible el poder sobrevivir tanto dolor y estrés. Pero con la ayuda de Dios, logré sobrellevar cada desafío con fe y fortaleza.

Cuando digo dolor, me refiero al malestar físico, emocional y social. Me sentía aislada de una sociedad que no fue hecha para mutilados. En eso me había convertido.

Desde el día que llegué a casa después de haber pasado tres días en el hospital, reconocí que ya no era la misma persona. Sabía que cada cosa que había pasado durante todo el proceso, había cambiado además de mi apariencia física, también: mi forma de pensar, de sentir, de ser y de vivir.

El no poder hacer nada de lo que físicamente hacía antes, me forzó a tener tiempo a solas conmigo misma. Hice las paces conmigo, me reconcilié en algunas áreas y conocí otras de mí que ignoraba. Desarrollé destrezas que nunca creí, usé mi brazo no dominante al peinarme, cepillarme o asearme. En las mañanas mi paladar descubrió sabores diferentes al café. (me lo suspendieron por recomendación médica). Al almorzar me acostumbré a ver mi plato sin carne (también me la suspendieron).

Volví a hablar con personas que hicieron parte importante de mi vida en algún momento, compañeras del colegio, primos lejanos, hasta me aprendí el nombre de mi vecina, que llevaba más de tres años viviendo a mi lado. Recuerda que un vecino es el familiar más cercano que tienes en alguna urgencia, llévate bien con ellos.

Hasta empecé a compartir mi historia en un libro. Y ya ves: aquí estamos.

Vinieron a mi mente pensamientos que no había tenido antes ni durante el proceso. En pocas palabras; el proceso del cáncer fue como un nuevo despertar para mi vida. Es como si hubiera nacido de nuevo. Reconocí que fue una gran bendición tener una segunda oportunidad para vivir y corregir todos mis errores anteriores, fue como si Dios había borrado mi pasado y me dio un libro nuevo vacío para empezar otra vez a escribir en él y con mejores historias.

Al reconocer esta gran bendición de Dios, hice lo posible para no caer en los mismos errores que me causaron llegar hasta el punto de casi perder mi vida por no cuidar de mi salud física, emocional y mental.

Me convertí en una nueva Gloria. ¡¡¡La gloria estaba por venir!!!

A continuación, quiero compartir contigo esta linda historia que encontré sobre el águila, puede ser una fábula, no me consta si es real, pero es muy inspiradora:

En muchísimas culturas antiguas y modernas el águila es un animal simbólico relacionado con el sol y el cielo y también con el rayo y el trueno. Que es considerada la reina de las aves y que en Grecia y Roma era la compañera y el símbolo de Zeus, la principal divinidad grecorromana.

En la Biblia es símbolo de renovación, así lo dice Isaías. Entre los esotéricos es el animal que sabe cuándo una tormenta se acerca, mucho antes de que empiece: entonces vuela a un sitio alto y espera los vientos que vienen. Cuando llega la tormenta, eleva sus alas y deja que los vientos la levanten, así logra que la tormenta la eleve más alto y vuela por encima de ella, sobrepasando sus destrozos.

Para los primeros cristianos, era el animal que renovaba su juventud al lanzarse tres veces a una fuente de agua pura, por eso simbolizaba el bautismo y la fe. Para los indios aztecas era el ave poderosa que representaba lo grande, lo alto, lo elevado, era el vehículo que usaban los grandes chamanes para ascender al cielo, era el disfraz del sol. Al sol de la mañana lo llamaban águila que asciende y al sol de la tarde, águila que desciende. Además, era el nombre de uno de los veinte signos del calendario azteca y era también el ave imperial.

Los egipcios dibujaban con su figura la primera letra de su alfabeto jeroglífico. Los chinos representan al águila sentada sobre una peña y con ello simbolizan al luchador que aguarda un combate decisivo. En algunos de los más antiguos sepelios reales, mientras el fuego consumía los restos del soberano, se hacía volar un águila y se consideraba al ave el vehículo al lado del alma del muerto en su viaje hacia los dioses, se creía que la fusión del águila y los rayos del sol propiciaba la alquimia del rejuvenecimiento del rey.

El Águila Real Americana es el ave que posee mayor longevidad dentro de su especie, llegando a vivir hasta setenta años, pero casi en la mitad de su vida, tiene que tomar una seria y difícil decisión:

A los cuarenta años sus uñas curvas y flexibles son tan largas que no consiguen agarrar a las presas de las cuales se alimenta, su pico alargado y puntiagudo comienza a curvarse apuntando contra el pecho peligrosamente y sus alas, envejecidas y pesadas por las gruesas plumas, hacen que volar sea una tarea muy complicada. Es ese momento cuando el águila tiene que tomar una decisión entre dos alternativas: dejarse morir o enfrentar un doloroso proceso de renovación que durará cerca de ciento cincuenta días.

Este proceso consiste en volar hacia lo alto de una montaña y refugiarse en un nido próximo a una pared, donde no necesite volar. Entonces, el águila ya refugiada comenzará a golpear su pico contra la pared hasta conseguir arrancarlo; una vez amputado tendrá que esperar a que nazca un nuevo pico con el cual, después, tendrá que arrancar sus viejas uñas. Cuando las nuevas uñas comienzan a nacer, será el momento para desprenderse de sus viejas plumas arrancándoselas con su nuevo pico.

Después de cinco meses muy duros donde vuelve a tener un pico fuerte y joven, plumas brillantes y sedosas y uñas útiles, el águila real saldrá victoriosa ejecutando su vuelo de renovación y a partir de entonces dispondrá de treinta años más de vida, los años más gloriosos.

A lo largo de nuestra vida nos suceden situaciones similares, o tomas decisiones importantes en tu vida o mueres en el intento y, por lo tanto, te sientes paralizada, a la deriva, como si fueras un zombi, dejándote llevar por las circunstancias de la vida.

Aquí se cumplía la promesa

Pero los que esperan en el Señor renovarán sus fuerzas. Se remontarán con alas y volarán como las águilas, correrán y no se cansarán, caminarán y

no se fatigarán. Isaías 40: 31, Reina -
Valera (1960).

Investigando esto, encontré que en la
naturaleza hay muchos casos de renovación vital tan
bellos como el de la historia del águila, por ejemplo,
la lagartija, que puede reproducir su cola a pesar de
que alguien se la corte.

O los elefantes que cada veinte años pierden
los colmillos y en cuatro ocasiones a lo largo de su
vida éstos se renuevan. Los delfines mudan
constantemente sus dientes. También está la
increíble historia de la planaria: un invertebrado que
vive en los lagos de aguas limpias, al que pueden
cortar hasta en siete pedazos y sobrevive.

Quedé aún más asombrada con la historia del
pepino de mar, un animal parecido a la estrella de
mar, muy común en Japón. Cuando se siente
perseguido por otros animales depredadores y sabe
que está en peligro de ser devorado, empieza a
vomitar todas sus vísceras hasta quedarse vacío por
dentro. Los depredadores se entretienen con sus

árboles branquiales y sus intestinos y él escapa. Luego, con el correr del tiempo, vuelve a regenerarse por dentro hasta llegar a ser el mismo animal de antes.

Al final me dije: leyenda o realidad, la historia del águila se repite muchas veces en la naturaleza. Bendito Dios que las creó ¡Benditas las águilas! ¡Y benditos los seres que como la planaria o el pepino de mar luchamos por sobrevivir a los embates de la muerte!

Porque tú formaste mis entrañas; tú me hiciste en el vientre de mi madre.

Te alabaré; porque formidables, maravillosas son tus obras; Estoy maravillado, Y mi alma lo sabe muy bien.

Salmos 139:13-14. Reina-Valera (1960).

Mirándome en el espejo

Es frente al espejo que no podemos esconder el gordito del abdomen, el grano en la cara o eso que simplemente nos incomoda. El espejo siempre dice la verdad. Esa era la prueba que me hacía falta. Mirarme frente a frente y notar que parte de mis características femeninas ya no estaban conmigo.

Al pasar de los días, también observé que había quedado con un trauma que afectó mi salud emocional y mental. Haber recibido el diagnóstico, los exámenes médicos, los MRIS, la biopsia, las cirugías, las visitas al hospital, y los constantes pensamientos negativos llenos de miedos, todo esto causó en mí ese trauma llamado "Síndrome de Estrés Postraumático"

En repetidas ocasiones despertaba sobresaltada soñando que me operaban, en otras que me introducían en una especie de túnel donde me aprisionaba. Mi corazón se agitaba, sentía ahogarme y el desespero me despertaba.

Esta es una enfermedad de salud mental desencadenada por una situación aterradora, ya sea que la hayas experimentado o presenciado. Los síntomas pueden incluir pesadillas y angustia grave, así como pensamientos incontrolables sobre la situación. Este síndrome fue lo peor que experimenté después del cáncer. Cada dolor que sentía, me asustaba pensando que era cáncer. Pues el cerebro trabaja con base a la asociación y cada que experimentamos algo aterrador, se activan; el área de los recuerdos y las emociones. Inmediatamente se empieza a buscar qué recuerdo hay en la mente acerca de dicho evento y qué emoción despertó: felicidad, tristeza, rabia, miedo.

A veces no podía dormir por el miedo de no volver a despertar. Me daba sueño, pero luchaba por no dormirme pues pensaba que no volvería a despertar. ¿Comprendes la magnitud de mi miedo?

¿La frustración por no poder satisfacer una de las necesidades básicas humanas como dormir? Era algo muy parecido a lo que le sucede a quien está haciendo dieta alimentaria y entra a un restaurante, aunque siente que puede comer lo que quiera, le da cierto temor hacerlo. En otros casos, hay personas que comen para llenar un vacío emocional a esto se le llama hambre emocional. Creo que a mí me estaba dando insomnio emocional.

Quería estar siempre presente y ser consciente de todo lo que pasaba por mi vida y a mí alrededor. No deseaba perderme un segundo de la vida y bueno, por eso me hacía constantemente la pregunta: ¿y si me duermo y no me puedo despertar?

Recuerdo que cada vez que les prometía a mis niños llevarlos a un parque, a un río o a un paseo, ellos no podían ni dormir. Creían que yo me iría sin ellos, despertaban cada media hora para constatar que su madre estuviera ahí. Ahora los entiendo, pues a mí me estaba pasando algo parecido. Si de pronto tú también siente algo similar, esto te puede interesar:

El temor a conciliar el sueño se le conoce con diferentes nombres: somnifobia, hipnofobia, clinofobia, oneirofobia. Las personas que sufren de ese temor o trastorno, comienzan a mostrar un franco deterioro de su salud mental, emocional y física debido a las noches de vigilia. En medio de todo el estrés que supone no dormir, los somnifóbicos muestran los siguientes signos:

1.   Respiran de forma entrecortada.

2.   Sudan constantemente.

3. Les falta el aire o hiperventila.

4. Su sistema inmunológico es débil.

5. Suelen experimentar cambios de humor repentinos.

6. Están excesivamente cansados durante el día.

7. Tienen dificultad para estar concentrados y atentos.

8. Los niveles de ansiedad y pánico están en altos niveles por lo general.

9. Los que logran dormirse se levantan exaltados varias veces durante la noche.

10. Dolor de cabeza y náuseas.

11. Tensión muscular.

Gracias a Dios, esto solamente se me presentó en algunas ocasiones, pero cuando llegaba era casi letal. Aquí seguía la lucha de Gloria vs Gloria, solamente yo podía enfrentar a ese gigante y la mejor terapia fue leer la biblia.

Como has notado, reconozco a Dios como soberano sobre todo lo que existe, creo en aquel que dio su vida por mí en una cruz. Acostumbré a mis ojos y a mi cuerpo a leer salmos antes de acostarme. A veces decía, bueno si esto no me sirve en este momento, al menos me estaré preparando para el cielo, pues allá sí creo que leen esto todo el día.

Mi salmo preferido es:

En paz me acostaré, y asimismo dormiré; porque solo tú, Jehová, me haces vivir confiado. Salmos 4:8. Reina-Valera (1960).

En otras ocasiones la ansiedad que sentía causaba que me cuidara exageradamente al punto de no querer ni salir a tomar un poco de aire. Le tenía miedo hasta a una pequeña gripe. El simple pensamiento de que pudiera volver a terminar en un hospital, me aterrorizaba.

Esto me estaba convirtiendo en una mujer, mamá, hija, hermana, compañera: asocial. Tú no te puedes alejar, no vayas a caer en ese error. Se necesita el contacto físico, los humores de la gente. Es más, para generar la inmunidad natural y por ende los anticuerpos, el cuerpo necesita exponerse a alérgenos.

¿Cómo aprendes a nadar? Pues nadando.

¿Cómo aprendes a leer? Pues leyendo.

¿Cómo pierdes el temor a hablar en público? Pues haciéndolo.

¿Cómo aprendes a amar? Pues amando.

¿Cómo genera defensas tu cuerpo? Pues exponiéndose.

Descubrí que estaba actuando con mi cuerpo de manera similar a la que actúan las madres sobreprotectoras con sus hijos que no los dejan ni tocar el suelo, ni jugar con animales. Es más cuando recién nacen, les cubren sus manitas con algo que en algunos países llaman manoplas o guantes. No quería exponerme, pero tenía que hacerlo.

¿Sabes que las mamás que sobreprotegen a sus hijos le están dando un amor mal sano? Creyendo que hacen lo mejor, están haciendo lo peor. Estos niños al crecer son jóvenes tímidos, inseguros e inmaduros; lo mismo pasa con un cuerpo que se cuida en exceso.

Numerosos estudios en Suramérica demuestran que los niños criados en zonas vulnerables y con altos niveles de exposición a infecciones, son quienes tienen mejores macrófagos, células asesinas naturales y anticuerpos.

Por años no podía pasar cerca del hospital en el que me hicieron la primera cirugía, prefería dar la vuelta, aunque gastara más tiempo en llegar a mi destino. El trauma fue tan grande que, por instantes, sentí que nunca volvería a mi vida normal.

Aparte de ese trauma que con el tiempo y la ayuda de Dios logré vencer, me enfrentaba cada día con la realidad de ver mi pecho mutilado. ¿Te imaginas salir de la ducha con la toalla enrollada en el cabello, tu ropa lista, mirarte al espejo y notar diferente una zona que se supone debería resaltar mi diferencia como mujer?

Durante la mastectomía bilateral, me dejaron instalados unos expansores que más o menos consisten en: dilatar la piel por debajo de la misma, con el respectivo dolor que te imaginas. Lógicamente en tu pecho. Usan un implante que irán llenando en las visitas o citas post operatorias hasta conseguir el espacio necesario para albergar una prótesis definitiva.

Es algo muy parecido a lo que experimenta el abdomen de la mujer durante el embarazo, por un lado, reconforta pensar que no te verás mutilada, pero por otro, saber que te va doler físicamente y que este proceso es lento, genera un poco de tensión. Me estaban reemplazando algo que yo traía desde mi nacimiento, con material sintético, por eso, muchas cosas pasaban por mi cabeza:

¿Por qué los tuve que perder?

¿Qué hice mal?

¿Soy una irresponsable?

En otras ocasiones, daba gracias por la ciencia y sabiduría que el creador les ha dado a los médicos, tenía una mezcla de agradecimiento con dolor.

Una tarde observando mi zona pectoral, caí en cuenta que también tengo brazos, dedos, pelo, cabeza, cintura, piernas. En fin: ¡Yo no soy solo mis pechos!

El cáncer se llevó mis senos, pero aún me quedan muchas razones para vivir, como dice ese gran cantante de música gospel el mexicano Jesús Adrián Romero en su canción "Razones pa`vivir" de la cual comparto unos fragmentos:

... Tengo canciones pa' escribir

Tengo una voz y un corazón

Tengo un camino pa' seguir

Tengo un amor pa' compartir

Tengo una voz y un corazón

Me has inundado de tu amor

de tu ternura y comprensión

de tu cuidado y tu calor

Cada mañana puedo ver cuando respiro

y miro el sol que permanece siempre fiel

Mi corazón se ha acostumbrado a así vivir

rodeado de tu bendición en mi existir

Tengo razones pa' vivir

Tengo canciones pa' escribir

Tengo una voz y un corazón y no me falta nada,

No tengo un camino pa' seguir

Tengo un amor pa' compartir

Tengo una voz y un corazón tengo la vida y tengo el sol.

Y el sol seguía saliendo, la lluvia seguía cayendo, Mi sangre seguía fluyendo y mi corazón continuaba latiendo ¡Había que seguir! con cansancio, con dolores, con incertidumbres, ¡Había razones para vivir!

A propósito; ¿has hecho la lista de tus razones pa' vivir? Cuando enfrentamos la posibilidad de partir de este mundo decimos: no quiero morir. Yo te preguntaría algo: ¿No te quieres morir o quieres vivir? Aunque suenan parecidos, son dos mensajes diferentes. ¿Para qué quieres vivir? Haz un plan de vida, disfruta el canto de un pajarillo, el sonido de las ramas de un árbol, el olor de la fragancia de las flores, siente el sudor del cuello de tus hijitos al abrazarlos, recuerda que tú eres el capitán de tu barco y el arquitecto de tu destino, entonces si lo que hay es vida ¡pues vivámosla!

También, sentía la deuda de la segunda oportunidad, es decir, si mis días sobre esta tierra se habían alargado, los aprovecharía de la mejor manera, era algo así como cuando alguien te ha hecho un favor y tú solo deseas demostrarle que valiste la pena. ¡Haz que cada día valga!

Antes de continuar quiero decirte que, en mi meditación de hoy, apliqué el agradecimiento como terapia. Es tan dulce y tierno Dios y en ocasiones los humanos somos tan desprevenidos que damos todo por hecho como si tuviera Él una obligación con nosotros.

Creemos que tiene que entrar aire por nuestros orificios nasales, que tienen que salir bien las cosas, que tiene que calentar el sol, mojar el agua, rozar la piel con el viento. Como si fuera un derecho ya adquirido.

- Te levantaste, viste el sol salir, ese es el primer milagro.
- Tuviste un techo que te protegió del frío y la lluvia en la noche, otro milagro.
- Entraste de pronto al cuarto de tus hijos, los tocaste, están contigo, están vivos. Otro milagro.
- Sales de pronto de casa, prendes tu carro, no hay un guardia diciéndote qué hacer, ni unas

rejas impidiéndote moverse, cuenta otro milagro.

- Tomaste algo caliente al despertar, ya va otro milagro.

- Te mueves por tus propios medios, respiras, ves, oyes, sientes.

¿Sabes que, con esta situación, aprendí a agradecer por cada centímetro de mi cuerpo? No quiero que corten uno más. Me causa gracia porque cada día reviso que no me falte nada y agradezco a mi Creador por lo que me queda.

En fin, regresemos al post operatorio: a un lado de los expansores estaba un pequeño agujero el cual usarían para cada dos semanas inyectar el silicón para expandir la piel hasta llegar al tamaño normal deseado. Era ver un hueco instaurado en mis pechos, cada que lo miraba recordaba que estaba ahí esperando ser lleno y que eso dolería, entenderás que con solo mirarlo empezaba el pre dolor (jajaja, es un decir). Mirarlo era como escucharlo con una voz gruesa diciéndome:

—Recuerda tu cita, allá nos vemos.

Créeme que ese dolor que se siente cuando se estira la piel, no se le deseo a nadie. Era como ver estirar plastilina, pero en este caso la plastilina era mi propio cuero. Fue un dolor inaguantable.

Había dos noticias, una buena y una incómoda, la buena es que el dolor duraba solo unos días. La incómoda es que cuando se me estaba pasando, llegaba el día de la próxima cita, ir a la clínica y me volverían a estirar, pero de esta manera habían sido mis días desde el minuto cero. Y así sucede cuando enfrentas estas situaciones, días de picos altos, días de picos bajos, al final te adaptas y es que esa es la palabra clave: adaptación. En fin, cuando enfrentas este tipo de desafíos, tu cerebro activa los núcleos amigdalinos y tu respuesta frente al stress y puede pasar una de tres cosas:

1.   Luchas o peleas (sobre todo a nivel mental).

2.   Huyes (yo no podía huir de mi cuerpo).

3.   Te adaptas (es la mejor opción).

Adaptarse es aceptar una situación, pero presta mucha atención, no es resignarse, es aceptar.

Es que le digas a tu situación:— Ok, has llegado, no pedí que vinieras, pero aquí estás. Salgamos de esto de la mejor manera.

Haciendo negación, no llegas a ninguna parte, entiéndelo, a mí me tomó meses, a ti te puede tomar los segundos que demoras leyendo este párrafo. ¡Basta ya! deja de pelear contra la situación.

Sí, es verdad, ya no eres una persona normal, del común, ahora hasta para el sistema de salud, para tus terapeutas y hasta para tu familia eres una persona en proceso de recuperación o de crisis, como quieras llamarlo. Solo puedo decir que cuando aceptas, las cosas cambian y hasta te desgastas menos. Hace poco estuve en uno de los maravillosos parques de atracción de Disney en California, acepté el reto y me subí a una especie de montaña rusa, pero en este caso quedaba prácticamente colgando de mis brazos, del tórax y del abdomen. Los primeros minutos hice tanta fuerza, hasta que se me acabó y quedé agotada y fue justo cuando abrí los ojos y noté que estábamos en lo más alto. En ese momento y ya sin fuerzas, decidí soltarme y confiar en los aparatos e indumentaria que colocan para sostenerlo a uno. Descansé e igual no me caí. La vida es más o menos así. A veces haces fuerza y le metes todo lo que tienes creyendo que eres tú quien genera la sostenibilidad y cuando te toca confiar, descubres que no debías haberte desgastado tanto. Que tanto esfuerzo fue en vano, pues no dependía de ti. Eso es cierto, no es con tus fuerzas, es con las de tu padre celestial.

Yo te recomendaría que vivas cada día al máximo, teniendo en cuenta que ese día también pasará, si estás en un pico alto de fe, de optimismo o de buena vibra, disfrútalo sin la amargura de que pasará, más bien con la ambición de devorarte ese día hasta saciarte. Y si estás *down*, dale la bienvenida y dile a ese sentimiento: — Ya veo tu fecha de caducidad, no vas a durar toda la vida.

La hormona del placer 9

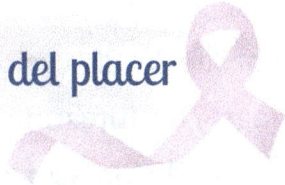

El dolor del estiramiento lo podría comparar con el dolor que se siente durante el parto, solo que sin liberación de oxitocina. Hace poco, a través de un amigo, doctor de profesión, me enteré que durante el trabajo de parto las mujeres liberamos esta hormona (oxitocina) para generar útero- dilatación y que el bebé pueda salir. También me explicó mi amigo que la oxitocina al llegar al cerebro nos hace sentir confiados, tranquilos y potencia los momentos de calma y tranquilidad. Por eso una madre puede soportar ese dolor tan fuerte y que la cabeza del bebé atraviese el estrecho canal vaginal. Sus efectos no sólo están vinculados al bienestar y al placer, sino que están también íntimamente ligados a nuestra salud.

La oxitocina disminuye la tensión arterial y el ritmo cardiaco, reduce la tensión muscular, mejora la cicatrización y aumenta el umbral del dolor. También participa en la absorción de los nutrientes por el estómago y los intestinos e inhibe la liberación de las hormonas de la corteza suprarrenal (ACTH y cortisol), las del estrés.

Liberada por nuestro cuerpo de forma espontánea, podemos inducir la segregación de oxitocina y conseguir respuestas satisfactorias que aumenten el bienestar y la salud. Además, lo mejor que descubrí fue que tú y yo si queremos podemos aportar y liberar esta hormona a nuestro cuerpo, comparto contigo algunas formas:

- Masaje: la relajación y el tacto (contacto) producen en nuestro cuerpo la activación del sistema de placidez, calma...
- Contactos sensuales: las caricias, abrazos y mimos resultan reconfortantes.
- Actividad sexual placentera: mejillas sonrosadas, sonrisa apacible...

- Contacto con el agua: baños calientes, talasoterapia marina.
- El efecto de una buena comida: "Se me hace la boca agua".
- Comer chocolate aumenta la oxitocina y la serotonina, de ahí sus propiedades antidepresivas.
- Situaciones de humor: risas y chistes en compañía.
- Meditar.
- Acariciar a nuestra mascota.
- Ser generosos.
- Llorar.
- Orar.
- También consumiendo algunos alimentos: romero, perejil, hierbabuena, tomillo.

Como puedes ver iba bien en mi plan de adaptación, pero no te puedo negar que perder la figura femenina siempre es y será un dilema que no es fácil definir.

¿Dentro de los desafíos además de aceptarse una misma, está la duda de cómo irá a reaccionar tu esposo? En mi caso no fue tan difícil pues ya estaba separada y era madre soltera. Me imagino que es mucho más difícil mentalmente, estar "mutilada" y tener miedo que tu esposo te rechace y que diga que estás fea y que ya no te quiere.

He hablado durante horas enteras con colegas de situación, nombre que le puse a personas que han pasado por lo mismo que yo, aquí te menciono algunos miedos y te quedarás aterrada:

—Estaba asustado cuando a mi esposa le dio cáncer, Tenía miedo de no poder ayudarla o de que no se recuperase. Y tenía miedo de hablar acerca de mis miedos con ella porque no quería que se sintiera mal. Palabras del esposo de una persona que conocí durante mi hospitalización.

¿Has pensado qué es lo que más les preocupa a las parejas de las pacientes diagnosticadas con cáncer de mama? A pesar de lo que puedas imaginar o temer, los estudios demuestran que la respuesta es simplemente la siguiente: que su ser querido esté con vida y se sienta bien. En comparación con esto, la pérdida o alteración de una mama casi no tiene importancia.

Una opinión muy común es la siguiente: —No me importa qué te quitarán, siempre que pueda ver tu rostro. ¿Qué tierno verdad? La explicación que yo le hallo es que las mujeres somos demasiado visuales con nuestros cuerpos y esto hace que creamos que perdimos nuestro mayor valor, pienso que, aunque la imagen es importante, un hombre no solo se enamora de un cuerpo.

La mayoría de las personas comprensivas (tanto hombres como mujeres) consideran que sus parejas tienen muchas partes para amar y que son más que la suma de esas partes. Recuerda que tu físico no te da tu valor. Tu cuerpo, aunque es importante, es solo un vehículo a través del cual transportas todo lo que te hace ser tú (Espíritu, voluntad, mente, alma).

Nadie puede garantizar que no habrá altibajos. Mientras tú estás preocupada porque te sientes menos atractiva, tu pareja también siente preocupación, ansiedad e incluso culpa, y se pregunta: —¿Pude haber sido el responsable? ¿Pude haber contribuido de alguna manera al cáncer? ¿Seré radiactivo si la toco, si toco su mama? ¿Será contagioso el tipo de cáncer que se le diagnosticó?"

Cinthya, a quien conocí pasando por este desierto, a sus escasos veintiocho años me sirvió de ejemplo e inspiración, ella me dijo: — Yo no quería restarle importancia a lo que ya había hecho mi esposo por mí, aprendí a expresarle mis pedidos de la manera más cuidadosa y positiva posible, así que le decía: has trabajado tanto, has hecho tantas cosas. Sus palabras fueron una ayuda enorme pues aprendí a reconocer todo lo que hacía mi pareja por mí y a decirle: — No tienes que hacer nada más, lo que realmente necesito en este momento es estar cerca de ti y contarte qué es lo que me hace sentir nerviosa y ansiosa. Necesito que me escuches y quizás solo que me abraces.

Si te ves a ti misma como una mercancía estropeada, es probable que des por sentado que tu pareja se siente de la misma manera, pero esto simplemente no es un hecho. Una consecuencia de sentirse menos apta para recibir amor es el miedo a ser abandonada. Y es posible que ese sentimiento te haga responder de manera agresiva y exagerada en algunas ocasiones. Es verdad que en algunos casos un hombre ve el cuerpo cambiado de su pareja como un reflejo personal de su valor y solo quiere huir. Otras parejas simplemente se desmoronan psicológicamente por el estrés.

A pesar de esto, en general, después de un diagnóstico de cáncer de mama, tantas mujeres dejan a su marido, como maridos dejan a sus mujeres porque no desean perder el tiempo en un matrimonio frustrado e infeliz.

En conclusión, no hay estudios que demuestren que la mutilación de un seno influya en la separación de las parejas. Los matrimonios con problemas no necesariamente deben desmoronarse. Los índices de divorcio no son más altos entre las parejas en las que una mujer ha tenido cáncer de mama. A veces el impacto que produce un diagnóstico de cáncer lleva a las parejas que tienen una relación complicada a pensar en el origen de su problema y buscar asesoría.

Quiero compartir contigo la siguiente historia: Kathe era una mujer muy independiente, pero se convirtió en una persona abrumada, insegura y muy dependiente cuando se le diagnosticó cáncer de mama. Esa nueva enfermedad la destruyó por completo y su matrimonio atravesó un momento complicado hasta que ella volvió a ser casi la misma persona de siempre. Depende de ti y de la confianza en el Creador que deposites.

Tu valor, te lo da Dios. Una persona que en verdad te ama, está contigo en las buenas y malas, te ama incondicionalmente y te apoya hasta en los momentos más difíciles de tu vida.

El amor es sufrido, es benigno; el amor no tiene envidia, el amor no es jactancioso, no se envanece; no hace nada indebido, no busca lo suyo, no se irrita, no guarda rencor; no se goza de la injusticia, más se goza de la verdad. Todo lo sufre, todo lo cree, todo lo espera, todo lo soporta. El amor nunca deja de ser; pero las profecías se acabarán, y cesarán las lenguas, y la ciencia acabará. 1 Corintios 13: 4-8, Reina-Valera (1960)

Es verdad que, para las parejas de una mujer con cáncer de mama, también es un poco difícil el proceso, pero el amor verdadero es más fuerte que cualquier tormenta y es capaz de llevarte de la mano y te ve hermosa sin importar tus imperfecciones. Si tener senos grandes o cuerpos esculturales, garantizara ser amada, no habría tanta modelo o reina mendigando amor.

Admiro y agradezco con todo mi corazón a todos los hombres que están y han estado dispuestos a sobrellevar el cáncer de mama al lado de su amada novia, esposa, compañera o hasta madre. Es una gran bendición tener a alguien así en tu vida. Le doy gracias a Dios que yo tuve esa gran bendición. Mi novio (quien ahora es mi esposo) fue mi gran apoyo durante todo ese proceso, por lo cual estaré eternamente agradecida. No hay palabras para expresar el agradecimiento por tan grande sacrificio.

Es que el amor se nutre de pequeños detalles y palabras:

¿Ya comiste?

¡Tómate el medicamento!

Te ves linda hoy.

Yo bajo al primer piso por el agua.

Encima de la cama te dejé la ropa de dormir.

Te compré frutas.

Toda la tarde estuve hablando con Carlos de lo fuerte que eres.

Cuidado con las escaleras al bajar.

Marcia, me escribió contándome que su esposo como demostración de respaldo decidió raparse la cabeza después de que ella perdió su cabello en las quimioterapias.

Camilo, el esposo de Berenice, decidió empezar la dieta que a su esposa le habían indicado post cáncer. Hoy, ha perdido 86 libras y ¡se ha ganado el cielo!

Otro desafío que tuve que sobrellevar después del proceso del cáncer fue el no poder mover mis brazos. Para mis adentros dije:

— ¡Lo único que me faltaba!

Es que, en el proceso de enfrentar al cáncer, no puedes perder la capacidad de asombro, cualquier cosa puede pasar. Fue frustrante no poder ni comer, ni hacer nada por sí sola. Esto sucedió porque me removieron un ganglio linfático para revisar si el cáncer se había expandido a otras partes del cuerpo. Gracias a Dios, no fue así. Tuve que tomar terapia física para volver a estirar mis brazos y poder moverlos poco a poco con el tiempo. Empecé a notar que entre más me doliera la terapia y entre más me esforzara, más avanzaba, mayor movilidad ganaba, era algo así como si esa zona se estuviera oxidando por la falta de uso y había que reactivarla. Necesitaba ayuda constantemente, lo cual afectaba más mis estados de ánimo. Imagínate, necesitaba ayuda para ir al baño, asearte, vestirte; en fin, para todo.

El tener que depender de otra persona para poder hacer hasta lo más insignificante como peinarme, fue tan triste para mí. Una vez más, me sentía inservible e incapacitada. Por no poder usar ni mover mis brazos, tuve que dormir sentada por casi tres meses, noventa noches sentada, despertando cualquier cantidad de veces y queriendo dormir, pero sin poder hacerlo como quería. Fue una desesperación inaguantable, no podía descansar cuando dormía, si es que dormía. Cuando intentaba moverme cuando me quedaba dormida, el dolor me despertaba. La sensación era como ser despertada por esos antiguos relojes despertadores, no podía sostenerme de nada ni de nadie porque todo me causaba dolor e incomodidad. Mis palabras no pueden describir lo terrible que fue esta tormenta.

Nuevamente esto me llevó a un camino ya conocido: valorar mucho más la bendición de tener brazos y poder moverlos y usarlos. ¡Y en eso me enfoqué! En valorar y agradecer por la función y la presencia de cada parte de mí. Al igual que las piernas, todas las demás partes del cuerpo tendemos a olvidar lo valiosos que son y lo mucho que nos ayudan día a día. Este desafío afectó mucho a mi autoestima.

Yo solamente tuve que pasar por este desafío por unos meses, pero parecieron siglos. En las noches cuando no podía dormir, llegaban pensamientos de misericordia hacia personas que tienen una discapacidad física permanente. Permanecía toda la noche dándole gracias a Dios porque mi tormenta era temporal. Oraba para que Dios, les diera fortaleza y paz a todas esas personas que tienen que sufrir ese calvario de por vida. En vez de quejarme por mi situación, le daba gracias a Dios por haberme dado una segunda oportunidad y por darme la fortaleza para seguir luchando contra viento y marea. La gratitud convierte toda tormenta en una suave lluvia de bendiciones.

Qué tal si por un momento paras, llevas tu atención a los dedos de los pies, imagínate que tienes una mini cámara y estás mirándote por dentro, como el hacendado cuando revisa el rancho y sus terrenos. Ahora sube un poco y pasa por tus tobillos, agradece. Luego, llegarás a las pantorrillas, muévelas, siéntelas, agradece. Igual haz con los muslos, ténsalos, haz la mayor fuerza posible y luego suéltalos. ¿Si ves que ahí están?, agradece. Llegarás a tu abdomen no sin antes pasar por tus glúteos, agradece. Ahora tensa tu tórax, tus brazos y tus antebrazos. Así sea poca ¿puedes hacer fuerza, ¿cierto? Entonces, agradece.

Sé que te vas a reír, pero recordando esos dolores en los brazos y mientras digitaba en la computadora, pasó por mi brazo derecho un leve dolor parecido al que experimenté en su momento. Era como la estela de aquel dolor, recordándome lo que pasé. Tuve que parar un ratito, fui a tomar agua, al regresar detallé que se había hecho una marca cerca de mi mano como consecuencia de tener el brazo recostado al teclado. Descansé un poco y se me pasó, huellas que no se olvidan, pero reconfortan.

Bailar ha sido durante siglos la forma en la que el ser humano expresa y demuestra sus emociones, su cultura, su religión y hasta la tribu a la que pertenece. A lo largo de todas las épocas, la danza ha sido un aspecto importante de todas las culturas.

Entre las culturas primitivas, el baile fue una de las formas principales de expresión social y ritual religioso. Los hombres y las mujeres bailaban para ganarse los favores de los dioses, quienes proporcionaban el alimento, el refugio, la salud y la seguridad. Bailaban para expresar su alegría en los nacimientos, su felicidad en el amor, su valor en la guerra y su tristeza frente a la muerte. Pues bien, yo tuve un cirujano plástico bailarín.

Me encantaba ir a esas citas. Desconozco si profesaba alguna religión o creencia, pero si así fuera, esta era de esas convicciones pegajosas e impactantes. Ese médico siempre estaba cantando y bailando. Su alegría me daba energía. Siempre salía sonriendo cuando lo veía. Me hacía olvidar la tormenta. Me contagiaba del mejor virus, ¡la felicidad!

Te va impresionar lo que encontré de esta felicidad viral:

Un estudio que combina la epidemiología y la sociología sugiere que la felicidad es contagiosa, y que las personas con personas cercanas dichosas son más proclives a sentir la felicidad en sus propias vidas. Para darle base científica a una idea que muchos ya consideraban, investigadores de las universidades de California y San Diego (ambas en Estados Unidos), han utilizado los datos de una de las investigaciones más famosas de la historia de la medicina, el estudio Framingham. Desde 1948; 5209 ciudadanos de la localidad estadounidense del mismo nombre (y ahora, además, sus hijos y nietos) se someten periódicamente a estudios y análisis para conocer su estado de salud.

Sus conclusiones se han publicado en la revista 'British Medical Journal' (BMJ) y pueden tener implicaciones sanitarias: "Lo más importante es el reconocimiento de que las personas son seres sociales y el bienestar y la salud de un individuo afecta a la de quienes le rodean". Los autores seleccionaron a 5124 individuos (a los que se denominó 'egos') y a varios de sus conocidos ('alter'): padres, hermanos, pareja, hijos, vecinos, compañeros de trabajo, amigos (y también amigos de amigos). En total, más de doce mil individuos que estaban conectados entre sí de alguna manera en la localidad de Framingham entre los años 1971 y 2003, y que constituían entre ellos alrededor de 53200 vínculos sociales.

Para definir la 'felicidad', James Fowler y Nicholas Christakis utilizaron una escala de valores, en la que los participantes tenían que responder a varias cuestiones sobre sus sentimientos en las últimas semanas:

- "Me siento esperanzado con el futuro".
- "Me siento feliz".
- "Disfruto de la vida".
- "Siento que soy tan bueno como otras personas".

Como muchos de los 'alter' también estaban incluidos en el estudio Framingham, no fue difícil obtener sus sensaciones y establecer cómo se distribuía este sentimiento a través de las redes sociales.

Sus análisis demostraron que las personas felices suelen estar vinculadas entre sí (lo mismo que las desdichadas). Una persona tiene un 15% más de probabilidades de sentirse feliz si está conectada con un 'alter' feliz; aunque a medida que la relación se va distanciando (amigos de amigos, vecinos, compañeros de trabajo...) estos porcentajes se van reduciendo al 9,8% o incluso al 5,6% en el caso de conocidos de 'tercera línea' (amigos de amigos de amigos, por ejemplo).

Además, se atreven a afirmar que hay individuos que viven en el centro mismo de la dicha, mientras que las personas que ocupan la periferia de las relaciones sociales se sienten menos satisfechas. Así, los individuos que son el centro de muchas relaciones tienen más probabilidades de seguir siendo felices en el futuro.

La investigación subraya que la felicidad de cada 'alter' influye directamente en las emociones del 'ego': tener amigos alegres incrementa un 9% las probabilidades de ser feliz en el futuro o convivir con una pareja dichosa equivale a un 8% de felicidad; y, al contrario, rodearse de pesimistas reduce un 7% las emociones positivas. Los autores, además, sugieren que en el contagio de la felicidad las distancias cuentan. Por ejemplo, vivir a menos de 1,6 kilómetros de distancia de un hermano optimista aumenta un 14% la dosis de felicidad personal, mientras que, si residen más alejados, los sentimientos fraternales no parecen tener efecto. Si quien vive a menos de 0,8 kilómetros es un amigo, su dicha incrementa un 42% las probabilidades de felicidad del 'ego'.

Este análisis de la transmisión de sentimientos señala también que las personas del mismo sexo se contagian la felicidad con más facilidad que los contrarios. Quizás por eso, sugieren, el bienestar de amigos o vecinos puede influir más que el de la pareja (en la muestra eran todas heterosexuales).

Ahora entiendo por qué las personas aisladas y encerradas en sí mismas son más tristes y más enfermizas. También recordé a mi amiga Patty, quien fue mi compañera en el *high school* y siempre estaba feliz, no sé si no tenía problemas, pero con solo verla daba ganas de estar al lado de ella. Todos queríamos estar al lado de ella. ¡Los amargados se quedan solos! Creo que Patty era de la misma religión de mi doctor.

Como se subraya en el estudio, la felicidad está relacionada con factores tan diversos como la calidad de vida, la satisfacción en el trabajo, las buenas relaciones sociales y familiares, por lo tanto, no es extraño que se vea mermada cuando alguien está enfermo o que la depresión y la ansiedad influyan negativamente en algunas patologías.

Volviendo con nuestro médico, y digo nuestro pues me imagino que ya estás con ganas de conocerlo también, lo único que me regresaba a la realidad era cuando me examinaba y me decía que viera en el espejo lo hermosa que había quedado. No podía hacerlo. Mi fe aun no alcanzaba para tanto. Él me insistía, pero me afectaba tanto mentalmente, el ver mi reflejo, que yo le pedía a él que ya no me insistiera. Este fue un ejercicio al que me fui adaptando lenta y paulatinamente. ¡Pero logró su objetivo! Yo le decía que mejor siguiera cantando y bailando para yo poder sonreír y olvidarme de lo mutilada que estaba, me hacía reír hasta las carcajadas.

Por momentos él me hacía sentir como la mujer más valiosa y me recordaba que era un proceso demasiado lento pero que al final quedaría como un hermoso monumento, una gran belleza. Sabía que lo hacía era para inyectar positivismo y ánimo. Sus palabras me motivaban. Muy extraño decir, pero esas citas sí las esperaba con anticipación. No veía la hora en que llegaran. En esa clínica me sentía que valía y que no estaba incapacitada, me sentía completa, me sentía Glorita. A uno le gusta estar donde lo tratan bien, hasta a Dios le pasa igual, pues él habita en las alabanzas de su pueblo.

Creo que la profesión de ser médico o llevar salud, es hacerle más llevadera la vida a los demás. Es una labor divina que nunca debería separarse del placer de servir, pues el verbo servicio es sinónimo de salud y viceversa.

En una de esas largas estadías en una sala de espera, me encontré con este aviso, en la pared y como pude lo copié:

"Doctor recuerda las diez reglas básicas para mejorar la relación con tus pacientes:

- Cuida que tu expresión facial siempre ofrezca una sonrisa natural, Recuerda el nombre de tu paciente y pronúncialo cada vez que sea necesario

- Para romper el hielo, habla un poco de lo que le interesa a tu paciente (sabrás de qué hablar si lo has tratado previamente).

- No pierdas la calidez humana, la atención, amabilidad y empatía, suelen ser una de las ventajas competitivas que tu consultorio puede consolidar. Las redes sociales y los mensajes de celular pueden ser un buen canal para comunicarte con tus pacientes.

- Un buen médico sabe que la confianza es la clave para edificar una relación a largo plazo, respeta la confidencialidad de las personas que entran a tu consultorio.

- En toda consulta médica el paciente tendrá preguntas, por lo que es de vital importancia que les brindes respuestas concretas y directas a todas sus interrogantes.

- Cuando te equivoques, admítelo con humildad."

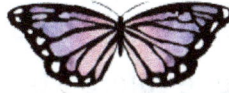

La importancia

10

del agradecimiento

Son las 11:50 de la noche y aquí sigo escribiendo estas líneas pidiéndole a Dios que este mensaje llegue a tu vida y la transforme como yo anhelo. Es tan lindo recordar el pasado así sea doloroso, sobre todo cuando los recuerdos despiertan un sentimiento: agradecimiento.

Después de tres meses tuve que regresar a trabajar, era madre soltera y yo era el único sustento para mis dos pequeños. No tenía otra opción, me sentía como el ave Fénix, levantándome de entre las cenizas.

Al regresar a mi empresa, sucedió algo inesperado: todo lo veía diferente, las ventanas, la gente, los pasillos para llegar a mi oficina, mi escritorio, el aire y hasta el olor de aquel lugar ya me era diferente. Aunque valoro y bendigo un montón el trabajo que Dios usa para darme el sustento, en la primera semana me pregunté:

— ¿Vale la pena tanto esfuerzo?

— Si me hubiera muerto, esto seguiría igual, solo que sin mí.

— ¿Cuántos momentos de mi vida me perdí por dedicarme tanto a trabajar?

En una palabra, estaba haciendo conciencia de la verdadera vida que debía llevar de ahora en adelante.

Fue incómodo reconocer que había cosas y maneras que había olvidado, horarios, espacios. En fin, hasta se me olvidaban cosas básicas, pero lo más difícil de retomar labores fue no tener el 100% de movilidad en mis brazos, tuve que enfrentar ese desafío sin mirar atrás. Y una vez mi espíritu de leona afloraba para no dejarme derrotar, esa motivación me impulsó a sacar de mi interior hasta la última gota de fuerza que tenía; de hecho, creo que esto aceleró mi proceso de recuperación.

No hay duda que la única razón por la que lo pude lograr es porque Dios nunca me abandonó, siempre puso angelitos en mi camino que me ayudaban hasta en el trabajo. Las cosas que no podía hacer, mi compañera me ayudaba a hacerlas con amor; siempre cuidando que no me lastimara, desde reconectar el computador, hasta recibir el correo. En fin, cuando era necesario alcanzar cosas en repisas altas, ella de inmediato me asistía y apoyaba porque no podía estirar mis brazos. Entendí así que, tal como dice la cita bíblica: *En todo tiempo ama el amigo, y es como un hermano en tiempos de angustia*, Proverbios 17:17. Reina-Valera (1960). Así que mi compañera de trabajo ahora era mi hermana.

Te quiero contar lo que me repetía desde adentro cuando me entraban esas tristezas por no poder estar 100% bien físicamente para el trabajo. Ya se estaba gestando dentro de mí una motivadora (mi voz interior) que me gritaba:

—Glorita, si ya pasaste lo más difícil, no vas a fracasar en lo más fácil. ¿Si ya nadaste con tiburones, cómo te vas a dejar ahogar en la orilla? Ya pasaste por el fuego, por las aguas y Dios estuvo contigo. Estoy segura de que a Él también le gustará acompañarte a trabajar. Dios no se quedó en el hospital, Él está aquí contigo Gloria. Por algo tu nombre es así: te hice para que muestres mi Gloria al mundo.

Antes de salir del hospital, recuerdo que el doctor me dijo con mucha seriedad y enfatizando que era muy importante que no podía faltar a mis citas de revisión y que serían constantes, especialmente, en los próximos meses porque era muy importante estar al tanto de cualquier cambio o complicación para evitar infecciones u otra cosa que pudiera causar problemas en el futuro. El doctor me dijo que tenía que evitar la infección a toda costa porque eso podría significar la muerte.

¡Imagínate mi susto! Prometí nunca faltar a ninguna cita y cuidarme, pero por dentro me carcomía la frustración. Sí, estoy muy agradecida por todo lo que hicieron los médicos por mí. La frustración llegaba porque ya estaba cansada de tantas citas médicas. Las clínicas, hospitales y laboratorios se habían convertido en mi segunda casa. Deseaba recuperar mi vida inmediatamente y el estar constantemente cumpliendo con los controles médicos, me hacía sentir siempre bajo amenaza y zozobra. Sentía que estaba en una guerra que parecía nunca acabar.

En un proceso de esta magnitud donde está en juego tu continuidad en esta tierra, asaltan los temores a nuestra mente y son incontables las veces en las que el miedo a que aparezca en la pantalla: *game over*, nos quiere hacer gritar.

Solo el recordar las suaves caricias de la mano de Dios que experimenté en cada paso, en cada consultorio, en cada palabra, en cada fórmula, en cada cita de control me hacía sentir en una segunda oportunidad. Lo grandemente bendecida que estaba aún en medio de la tormenta. Es normal que la desesperación toque la puerta, pero la fuerza de voluntad y la esperanza le ganan. No hay fuerza más poderosa que la del amor ¡a esa no la vence nadie! Y yo ya estaba convencida del amor de mi creador, ahora estaba empezando a valorarme, a amar con mis entrañas esta segunda oportunidad.

El origen de ese amor propio definitivamente es la fuente inagotable del amor eterno: Dios.

Por otra parte, quiero compartirte este poema tan lindo de don Facundo Cabral, que a esta hora de la madrugada encuentro en mis apuntes. Relájate un poco, respira profundo y léelo con acento poético:

Te daré una vida sencilla,

con las cosas que el hombre olvidó,

sin alfombras, pero con sonrisas, y

los ojos abiertos al sol.

Lo mejor de la vida es gratis,

no hay pobreza teniendo a Dios,

la esperanza será nuestro huésped,

teniendo confianza,

habrá comprensión.

Yo te ofrezco la brisa de mayo,

las flores de octubre y todo mi amor.

Volaremos igual que las aves,

en el cielo fronteras no hay.

A tu piel cubriré con la mía y el

invierno, verano será.

Nuestros besos, será nuestra casa,

nuestras manos, será nuestra ley,

por la plaza cantando descalzos,

con la vida juntos vamos a jugar.

Dios ha puesto la dicha en lo simple y ese es el camino a la felicidad. ¿Parece increíble verdad? Lo sencillo que es para mí cambiar mi mentalidad al instante. Eso se aprende cuando pasas por una amenaza de salud mortal. Aprendes a no estresarte por pequeñeces y valorar lo que sí tienes y hasta lo que no tienes, entiendes aquella frase: "si no eres feliz con lo que tienes, tampoco lo serás con lo que te hace falta". Constantemente vivo con un corazón agradecido, pidiéndole a Dios que me acompañe a cada segundo y en cada desafío.

A propósito de segundas oportunidades, me fascina este poema de Mario de Andrade: "Mi alma tiene prisa" Léelo con exquisita atención, saboréalo pues sé que te va dar muchas respuestas a tantas preguntas que quizá te vienes haciendo:

Conté mis años y descubrí,

que tengo menos tiempo para vivir de
aquí en adelante,

que el que viví hasta ahora.

Me siento como aquel niño que ganó
un paquete de dulces:

los primeros los comió con agrado,

pero, cuando percibió que

quedaban pocos,

comenzó a saborearlos
profundamente.

Ya no tengo tiempo para reuniones
interminables,

donde se discuten estatutos, normas,
procedimientos

y reglamentos internos, sabiendo que
no se va a lograr nada.

Ya no tengo tiempo para soportar a
personas absurdas que,

a pesar de su edad cronológica, no han
crecido.

Ya no tengo tiempo para lidiar con
mediocridades.

No quiero estar en reuniones donde
desfilan egos inflados.

No tolero a manipuladores y
oportunistas.

Me molestan los envidiosos,

que tratan de desacreditar

a los más capaces,

para apropiarse de sus lugares,
talentos y logros.

Las personas no discuten contenidos,
apenas los títulos.

Mi tiempo es escaso como para discutir
títulos.

Quiero la esencia, mi alma tiene
prisa... Sin muchos dulces en el
paquete...

Quiero vivir al lado de gente

humana, muy humana.

Que sepa reír, de sus errores.

Que no se envanezca, con sus triunfos.

Que no se considere electa,

antes de hora.

Que no huya de sus responsabilidades.

Que defienda, la dignidad humana.

Y que desee tan sólo andar del lado de
la verdad y la honradez.

Lo esencial es lo que hace

que la vida valga la pena.

Quiero rodearme de gente que sepa
tocar el corazón de las personas...

Gente a quien los golpes

duros de la vida,

le enseñó a crecer con toques

suaves en el alma.

Sí... tengo prisa...

por vivir con la intensidad que sólo la
madurez puede dar.

Pretendo no desperdiciar parte alguna
de los dulces que me quedan...

Estoy seguro que serán más exquisitos
que los que hasta ahora he comido.

Mi meta es llegar al final satisfecho y

en paz con mis seres queridos

y con mi conciencia.

Tenemos dos vidas

y la segunda comienza cuando te das

cuenta que sólo tienes una.

No sabía cuántos dulces me quedaban, aún no lo sé. De lo que sí estoy convencida es que deseo saborear cada uno, y lo más despacio que se pueda.

Si tú estás pasando por una tormenta similar a la que yo pasé, o por cualquier desafío en tu vida, te motivo a que no le reclames a Dios. No le preguntes por qué, sino para qué. Cada dificultad, tormenta o desafío que experimentamos tiene una razón de ser. Dios es experto en convertir todo para nuestro bien. Si estás atenta a su voz, podrás saber el plan de Dios para tu vida.

No preguntes por qué sino para qué, así es el título de esta linda historia que te comparto a continuación:

Un día, el granjero de una aldea fue a pedir ayuda a un sabio y le dijo:

—Señor, ayúdame. Me ha sucedido algo terrible. Mi buey se murió y no tengo otro animal que me ayude a arar el campo.

¿No es eso lo peor que podría haberme pasado?

El sabio respondió: —Tal vez sí, tal vez no.

El granjero corrió de vuelta a la aldea y les dijo a sus vecinos que el sabio se había vuelto loco. Estaba claro que eso era lo peor que le podría haber pasado. ¿Por qué el sabio no entendía eso? Al día siguiente, sin embargo, un caballo joven y fuerte fue visto en las cercanías de la granja del hombre.

Como no tenía ningún buey que lo ayudara, se le ocurrió aprovechar el caballo en lugar del buey. ¡Qué felicidad para el granjero! Nunca había sido tan fácil arar el campo. Entonces volvió con el sabio a disculparse.

Tenía usted razón: perder mi buey no fue la peor cosa que podía haberme sucedido. ¡Fue una bendición oculta! Nunca hubiera tenido un caballo nuevo si no hubiera ocurrido eso. Estará usted de acuerdo conmigo en que fue lo mejor que podría haberme pasado.

El sabio volvió a decir: —Quizá sí, quizá no. —Otra vez no, pensó el granjero.

—Ahora no hay duda de que el sabio está enloquecido. Pero una vez más el granjero no sabía lo que le esperaba. Algunos días más tarde volvió a buscar al sabio con la siguiente noticia: —Mi hijo estaba montando a caballo, se cayó y se rompió la pierna. Ahora no puede ayudarme a cosechar. Estará usted de acuerdo conmigo en que eso fue lo peor que podría haberme pasado ¿o no?

Y el sabio respondió: —Puede que sí, puede que no. El granjero se sintió defraudado por el sabio y pensó: —¡Pobre! Ya está viejo y ya no sabe dar consejos. ¡Claro que eso fue lo peor que podría haberme pasado!

Unos días después, llegaron unas tropas al poblado para llevarse a todos los hombres jóvenes y saludables a una guerra que acababa de estallar. El hijo del granjero fue el único joven que no tuvo que partir. Y entonces, el hacendado entendió que eso tampoco había sido lo peor que podía haberle pasado.

Sólo aceptarás el sufrimiento cuando sustituyas la pregunta ¿por qué? por la pregunta ¿para qué? Sólo así entenderás el propósito de lo que has pasado. Y esa es la cuestión; Dios usó esta situación para hacerme entender mi propósito.

Cada tormenta es una lección de vida, es un instrumento que podrás usar algún día para bendecir la vida de los demás. Estoy segura de que tu historia inspirará a demasiadas personas. Esa es mi intención y espero que la haya cumplido al haber escrito este libro. Recuerda siempre: los planes de Dios son perfectos.

- ¿Estás dispuesta a que se cumpla su voluntad en tu vida?
- ¿Estás dispuesta a vivir para servir?
- ¿Estás dispuesta a usar tu tormenta como bendición para tu prójimo?

Si tu respuesta es sí, entonces sigue adelante y nunca te des por vencida por muy imposible que parezca a lo que enfrentas. Dios te recompensará por todo. Tú decides si usar esta situación como un hueco para esconderte o ¡como trampolín y lanzarte a alturas insospechadas!

En el momento de la tormenta, sentía que se me cerraba mi mundo. Sentía que ya no podía más con tanto dolor. Que ya no tenía fuerzas para seguir adelante. Sentía que nunca podría volver a sonreír y a vivir normalmente. Que mi vida terminaría. Pero aquí estoy casi 10 años después de esa tormenta. Dios me dio vida para contar mi historia y realizar el gran sueño de contarte parte de mi vida a través de este libro.

¡Lucha! La Fe y la oración mueven la mano de Dios. ¡Sigue adelante! ¡Sí puedes! ¡Con Dios a tu lado, todo es posible!

¿De pronto te preguntarás y cómo se puede usar algo tan malo, para bien? Desde hace un tiempo me he dedicado al apoyo emocional de mujeres que están pasando por cáncer del seno. En mi opinión, en estos casos a veces el trauma emocional/mental es peor que el daño físico, especialmente, para mujeres que están casadas y con miedo de que su pareja ya no las quiera porque les falta una parte de su cuerpo, pues se sienten feas y deprimidas. Son casos tristes y difíciles, pero prometí a Dios que consolarles y ayudarles sería mi propósito de vida. Considero que es una pequeña manera de agradecerle por darme una segunda oportunidad.

Estoy segura de que hay vida después de una mastectomía

Que sí se puede vivir sin senos. ¡Lo más importante va por dentro! Ni tus kilos de más, ni el aspecto de tu nariz, ni el tamaño de tus pompis, ni lo abultado de tu abdomen, determinan ¡¡quién eres!! Eres tú quien determinas tu propio valor. Vales lo que crees que vales, indiscutiblemente.

En mi caso, asumí la mastectomía como una mutilación, es que los senos son una parte fundamental en el cuerpo de la mujer: contribuye a su feminidad, a su identidad y a su autoimagen. Por lo tanto, perderlos es una experiencia muy dura y es terapéutico reconocerlo. Es difícil asumir que allí donde estaban tus senos pasas a ver una cicatriz, el cambio que se produce es muy importante, y se necesita tiempo para hacerse a la idea. Es probable que pienses que has perdido tu atractivo y que tu pareja te rechazará. A medida que tú misma vayas asumiendo el cambio, tu pareja también lo hará. De todas formas, la recuperación del bienestar es, en primer lugar, para ti misma. El objetivo es que te veas bien por ti misma antes de tener una buena imagen ante los demás.

Lo primero que hay que saber sobre cómo afrontar una mastectomía, es que cada una lo hacemos a nuestro propio ritmo. Las reacciones emocionales más frecuentes son la rabia, la tristeza, el miedo y el asco. Son reacciones totalmente normales y es bueno que te des permiso a ti misma para experimentarlas. Que te puedas enfadar, llorar o gritar cuando el cuerpo te lo pida, quedarte a solas un rato cuando quieras, etc. También te puede ayudar hablar con personas de confianza, con otras mujeres que también se hayan hecho una mastectomía y con profesionales de la salud.

Para acostumbrarte a la nueva imagen, existe la estrategia de las aproximaciones sucesivas, es decir, irse exponiendo paulatinamente a la cicatriz, paso a paso:

- El primer día, mirarte vestida delante del espejo y quedarte unos minutos, sin nadie que te acompañe. Te irás acostumbrando a vivir con la única persona con la que debes vivir toda tu vida, contigo misma.
- El segundo día, también sola, pasar unos minutos mirándote en el espejo en ropa interior, vas a ver que te irás reconciliando contigo misma.
- El tercer día, también sola, hacer lo mismo, pero totalmente desnuda. Si aparece alguna emoción (miedo, tristeza, asco, etc.) es mejor no luchar con ella. Que venga, déjala pasar, dale la bienvenida, no pelees contra ella y ya se irá.
- El cuarto día, repite la exposición sin ropa, tocándote la cicatriz y cambiando de postura: mirando un perfil, acercándote más al espejo, alejándote, etc.

- Posteriormente, repetir estos pasos en compañía de la pareja o de alguien de confianza.

La mejor terapia y la que a mí me funcionó fue agradecer a Dios por mi cuerpo y creer que el ser más importante del universo, mi creador estaba conmigo viendo a esa niña que Él ideó y fabricó. Yo le mostraba mis cicatrices postquirúrgicas, como la niña que le enseña la rodilla golpeada a su papi, mientras aprende a manejar bicicleta. Puedes llamarme loca o fanática, te entendería, pero han sido numerosas las ocasiones donde cerrando mis ojos, he sentido la presencia del Rey de Reyes tocando y sanando mis heridas.

La ciencia y la medicina han avanzado tanto, que algunos procedimientos te ofrecen una recuperación en el aspecto del cuerpo tal como estaba antes de la mastectomía. Incluso algunos hospitales permiten hacer la extirpación del pecho y la reconstrucción mamaria en la misma intervención.

Al pasar de los días, me di cuenta de que esta tormenta tan difícil me había convertido en una persona completamente diferente. Mi comportamiento y actitud hacia todos los aspectos de la vida tuvieron un vertiginoso cambio. Me convertí en una mujer que no se estresa por cosas insignificantes ni en cosas de las cuales no puedo controlar. Aprendí a vivir la vida al máximo y no solamente sobrevivir. Aprendí a valorar cada minuto de cada día que vivo, aunque sea uno malo, porque ese tipo de día te regalan lecciones. Es más, no hay días malos, ni lugares malos, ni personas malas, ni recuerdos malos. Nosotros somos quienes tomamos la decisión de rotularlos como malos, depende mucho de nuestra perspectiva, por lo tanto, insisto, no existen los días malos, existen días de enseñanzas y lecciones.

Te doy un ejemplo, la lluvia que te hace dormir en la noche arrullándote, puede ser una desgracia para quien no tiene casa. Por muy malo que sea el día, o la situación, nuestra actitud hace la diferencia. Créeme que cuando recibes un diagnóstico de cáncer, comprendes que las demás situaciones no son nada en comparación y que todo tiene solución, menos la muerte.

Empecé a saborear la comida con más tranquilidad y a disfrutar la briza cuando abro la ventana por las mañanas. A valorar la belleza de la naturaleza como las montañas, el cielo, el sol, los pajaritos, etc. Noté que empecé a no preocuparme por pequeñeces. A dejar ir lo que no puedo controlar y ser más paciente con lo que antes me frustraba.

También hubo momentos que quería obtener la misma atención que tenía durante el proceso del cáncer, pero comprendí que no era posible. Pasé por una etapa de egoísmo inconsciente. No es que quería ser egoísta, sino esa necesidad de tener a alguien a mi lado ayudándome era porque necesitaba ese apoyo emocional. Gracias a Dios caí en cuenta de esa situación y debo advertirte a ti también que, tu cuidador no siempre tiene que estar contigo, también hay una vida esperando por él o por ella y no puedes ser siempre tú el centro de la atención. Resulta hasta terapéutico y benéfico entenderlo, pues si así lo haces habrás dado pasos agigantados en tu recuperación. El cáncer no solamente afecta el cuerpo sino, también la salud mental. Cada etapa que pasamos en la vida requiere de cierta cantidad y capacidad de atención y tuve que comprender que el simple hecho de tener a mi familia a mi lado era suficiente.

Mi meta hasta aquí es que hayas disfrutado este maravilloso viaje de amor, dolor, lágrimas, recuperación y Gloria. ¡¡¡Sí!!! El paladar me quedó impregnado de gloria, como cuando en tu vida se presenta un susto o una amenaza repentina y lo superas.

¿Recuerdas cuando el tren o el microbús del transporte público está a punto de arrancar sin ti y dejarte y te toca correr hasta alcanzar a estar dentro? ¿Y mientras corres una sonrisa complaciente acompaña el ritmo de tu esfuerzo? Más o menos así quedé después de todo esto. Hoy lunes, siendo la una de la mañana, empecé a hacer una lista de enseñanzas que me dejó esta experiencia. Me esforcé muchísimo para escoger, no las más importantes sino las más especiales, me imaginé como una escalera donde cada eslabón me acercaba al otro, A continuación, quiero compartir contigo lo que aprendí:

Las 21 enseñanzas que me dejó el cáncer

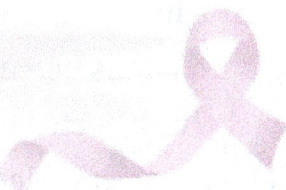

1. Tener a Dios como el centro de mi vida

Este viaje me permitió acercarme más al creador, al dueño de toda esencia y aliento de vida. A ese padre amoroso que en silencio estuvo esperando que cualquier decisión que yo tomara pidiera su dirección. Saber que Dios estuvo siempre tan pendiente, generaba dentro de mí una ternura infinita. Aprendí a depender solamente de Él, a pedirle solo a Él, me acostumbré tanto a su dulce compañía que me enamoré perdidamente y he llegado a amarle por encima de todas las cosas.

2. Valorar más a mi familia

En todo este tiempo que tuve para reflexionar, meditar e interiorizar caí en cuenta de las múltiples ocasiones en las que desplacé a hermanos, primos, padres, tíos, etc. También de las muchas celebraciones, cumpleaños, reuniones de las que me alejé por estar trabajando. Pero lo que más me dolía era que inconscientemente llegué a desplazar a mis hijos. Yo que decía que trabajaba duro para darles lo mejor, estaba alejándome solo para conseguir unas monedas. Descubrí que ellos me necesitaban no solo por lo material. A raíz de esto, tomé la determinación de que no me alejaría de ellos y ni siquiera lo pensaría por todo el oro del mundo.

3. Es bueno llorar y no hacernos fuertes

Debo reconocer que al aparentar fortaleza cometí un error, pues nunca les enseñé a mis hijos a llorar, a expresar sus sentimientos y a entender que no somos de piedra, pues todos tenemos un corazoncito. Si Jesús lloró, ¿por qué yo no? Cuando no expresas lo que sientes, te puedes enfermar hasta de cáncer, porque el cuerpo busca por donde dejar salir esa emoción. Muchos desórdenes fisiológicos, se desencadenan cuando las personas no expresan lo que sienten.

4. Comer de manera más saludable

Soy hija de mexicanos, criada en los Estados Unidos, recuerdo los banquetes que nos preparaba mi abuela cuando llegábamos con todos nuestros primos a visitarlos al pueblo, pues los latinos demostramos el amor a través de la comida. Debemos reconocer que, en muchos casos, nos excedemos y comemos más de lo debido, pero para superar mi enfermedad aprendí a comer de forma más saludables, para ello, tuve que dejar de comer varios alimentos que me encantan, dentro de las cosas que me fascinan debí suspender la carne; Organizaciones de salud reconocidas, como la American Heart Association y la Organización Mundial de la Salud, e incluso el Departamento de Agricultura de Estados Unidos —encargados de las funciones conflictivas de proteger nuestra salud y promover la industria de la carne—, concluyen que deberíamos comer mucha menos carne roja (que incluye carne de res, cordero, puerco y carne procesada como el tocino y pepperoni). Aunque me encanta y eso me dio tristeza, la consumo máximo dos veces al mes. Imagínate que cuando la como, me siento cansada. También, dejé de usar contenedores de plástico, antes yo tomaba agua de botellas de plástico, te lo explicaré en mis palabras: el plástico se derrite en el agua y eso es lo que hace daño. Además, instalé en casa un sistema de agua alcalina.

5. Reconocer errores

Todos estamos expuestos a cometer errores y en ocasiones el orgullo no nos permite reconocerlo. Aprendí que se necesita una buena dosis de humildad para decir: me equivoqué, lo siento, perdóname. Qué palabras tan difíciles de pronunciar y tan sanadoras que son. A ninguna persona le resulta agradable recibir críticas, incluso aunque estas sean constructivas. Nos duele, nos enfada y nos altera escuchar en boca de otros aquello que no hacemos del todo bien. Nos cuesta reconocer los errores, pero es un ejercicio muy sano y necesario para nuestro crecimiento personal.

A pesar de lo difícil que resulta asumir nuestros fallos, si logramos hacerlo estaremos más cerca de tener una existencia pacífica y feliz. Reconocer nuestros errores y hacernos responsables de ellos mejorará tanto nuestro estado interno como nuestras relaciones personales. Hay que dejar ir ese orgullo, poner la humildad como prioridad. Yo siempre decía; ¡tú tienes que cambiar, yo no!

6. Valorar el día de hoy

La perspectiva cambia cuando te despiertas, abres tus ojos y descubres que el día que acabas de empezar es el día en que te puedes ir, que tú sí te puedes morir, que no eres inmortal, que eres vulnerable, que ese puede ser tú último día.

- El último para decir: 'Gracias'.
- El último para decir: 'Discúlpame'.
- El último para decir: 'Te amo'.

- El último para abrazar a cada persona amada, con ese abrazo bueno que hace a un corazón cantar para el otro.
- El último para apreciar la vida con entusiasmo, no guardar ninguna palabra, ninguna vivencia, ni ternura, para después.
- El último para hacer las paces, para deshacer el engaño, para disfrutar con calma, como si se sirviera en un banquete.

Es entonces cuando empiezas a pensar en las personas con las que has discutido o tenido diferencias: ¿si dejo a esa persona lastimada, ahí quedaría para siempre? Sería mejor perdonar antes de viajar.

Con mis hijos viví eso de perdonar y olvidar, cuando eran pequeños yo discutía con ellos casi todo el día, los regañaba y les decía cosas como estas: — No puedes jugar con ese juguete si no limpias. Pienso que estaba tan vacía que quería siempre controlarlos. Con esto no quiero decir que hay que renunciar a corregirlos, pues entiendo que las mamás debemos orientarlos. Me refiero a que hay que no debemos ser exageradamente estrictas y dejarlos vivir la vida sin tantas complicaciones ¿Te has preguntado cuál sería el último recuerdo que las personas guardarán de ti?

7. Cuidar de mi salud

¿Te tomas el tiempo para cuidar de tu bienestar? ¿Cuidas tu salud y bienestar social, emocional, físico, mental, financiero, intelectual y espiritual? Si lo haces, ¡felicitaciones! Si no es así, tal vez es hora de practicar un poco de autocuidado. ¿Cuál fue tu último chequeo de rutina? (no porque tuvieras algún motivo en particular, simplemente por prevención). ¿Ya te hiciste la citología vaginal anual que debes realizarte? Si eres hombre y ya pasaste los cuarenta años de edad; ¿Ya te hiciste la valoración de próstata? En mi caso, duré años sin hacerme un chequeo médico, pensaba que no era necesario porque no estaba enferma, que eso de ir a una cita médica no me podía quitar tiempo para llevar a mis hijos al colegio, a sus actividades extraescolares como el karate, beisbol, etc., y no pensé que lo que más necesitaban ellos era que yo estuviera bien porque si estaba sana podía darles lo mejor de mí.

8. Vivir mi vida al máximo

Increíblemente, lo que no hice en veinte o treinta años lo he hecho en un año. Esto me ha generado cierto vértigo, pero hoy estoy absolutamente convencida que mi vida fue una antes del cáncer y otra después del cáncer. Ahora, quiero seguir viviendo mis sueños, saborear más lo que uno come, darles rienda suelta a los sentidos, a cada cosa, a cada olor, a lo que toco y a lo que veo, etc. Por demasiado tiempo, permití que algunas cosas me robaran la sonrisa, pero hoy ya no permito eso, tomé la decisión de vivir bien.

Hace años, cuando escuchaba la frase "hay que vivir la vida al máximo", inmediatamente me imaginaba a alguien saltando de un avión o haciendo una locura divertida. Ahora mi percepción al respecto ha cambiado. Me he dado cuenta de que para aprovechar la única oportunidad que tenemos para vivir no es necesario correr aventuras emocionantes como las que ocurren en las películas, pero esto lo he aprendido a base de duros golpes.

9. No estresarme por nada

Para no estresarte debes saber escoger las batallas que vas a pelear y no hacer de algo pequeño algo grande, no dejarse entretener por las pequeñeces, no complicarme por bobadas. ¿Has notado que en muchas ocasiones le dedicas demasiada energía, atención y focalización a algo que al final no era tan importante? Nunca es tarde para cambiar de rumbo, de pensamiento y de posición frente a algunas cosas. Equivocarse o tener un fallo es completamente natural y humano, pero eso no te debe impedir volver a probar cosas nuevas.

Nunca sabrás si algo funcionará o no al menos que lo pruebes, y debes entender que puede haber una posibilidad de que eso no salga como tú esperabas. ¡No te estreses! Parte de vivir una vida sin estrés y feliz es fallar de vez en cuando. Acepta ese destino ahora, y así tendrás mejor preparación si eso vuelve a suceder. Hubo un tiempo en el que por las situaciones negativas que había vivido en el pasado, estaba cerrada al mundo. Me había creado una coraza para que nada ni nadie me hiciese de nuevo, daño. Pero vivir así no es realmente vivir. Un corazón que no siente, está muerto.

Muchas veces, las experiencias que hemos tenido antes, nos han llevado a cerrar nuestro corazón para intentar protegernos del dolor y la pena que hay en el mundo. Pero llegará un momento en el que te darás cuenta que esto tiene un costo, y ese costo es hacer daño a tus propios sentimientos.

No te cierres a nada, y date permiso para sentir las emociones, para cometer errores, para que la comida te quede pasada de sal, para que la ropa no quede bien lavada, para que el *delivery* no llegue a tiempo, para que la vida no sea perfecta. Si quieres reír, ríete. Si quieres llorar, adelante, hazlo. Si quieres vivir aventuras para subir tu adrenalina, experimenta cosas nuevas.

Si te apetece bailar ¡baila! Así no sepas. No te imaginas cuántas veces quise pararme de la cama, bailar con mis médicos, alentar a mis enfermeras, poner música a todo volumen, pero no podía porque estaba recién despertando de un post operatorio.

10. Ser agradecida por todo y con todos

Las palabras más poderosas son: gracias, te amo, estoy orgullosa de ti.

Expresar agradecimiento, ser empática, ser agradecida, es soltar al mundo una sonrisa. Resulta que la conexión neuronal entre gratitud y dar es muy profunda, no solo en sentido figurado, sino literalmente. El cerebro humano es sorprendentemente flexible. La ausencia de audición en alguien que nació sordo abre un espacio en el cerebro que habría procesado el sonido para, en cambio, tratar con otra información sensorial, como el tacto. A esto se le llama plasticidad.

En cuanto al agradecimiento la plasticidad del cerebro se puede utilizar para mejorar la experiencia del bienestar. ¿Podría la práctica cambiar la forma en que las emociones que apoyan las relaciones sociales, como la gratitud, la empatía y la generosidad, generalmente se programen en el cerebro? Mediante la práctica de la gratitud, ¿podrían las personas volverse más felices?

Christina Karns (2020) en un artículo titulado: *Aunque no lo creas, ser agradecido ayuda a tu cerebro... y así ocurre*, señala que, una región profunda en el lóbulo frontal del cerebro, llamada corteza prefrontal ventromedial, está configurada como un centro para procesar el valor del riesgo y la recompensa.

Adicionalmente, precisa que, esta región está muy conectada a regiones cerebrales aún más profundas que proporcionan una dosis de neuroquímicos placenteros en las circunstancias adecuadas y, por tanto, practicar la gratitud genera un impacto positivo en las personas

Karns (2020) asegura que agradecer es más valioso que recibir dinero porque una vez que al cerebro se le paga en la moneda neuronal de la recompensa, los neurotransmisores señalan placer. Entonces, realmente es cierto que dar es mejor que recibir, por eso creo que es una práctica que debemos tener en cuenta para nuestra vida diaria.[8]

11. No quejarme por lo que no tengo

En lo que uno se enfoca es en lo que considera que no tiene, me quejaba por no tener ese matrimonio que deseaba si le pedí tanto a Dios y tan buena hija. ¿Por qué me va tan mal en el hogar? En algún momento me detuve y me pregunté: —¿Qué es lo que me hace feliz, me da motivación y me inspira? Y concluí que, eso es lo que debería estar haciendo con mi vida.

Te asignó una tarea desde este momento, deja de pensar en lo que otras personas quieren que hagas, y empieza a escuchar a tu corazón. ¿Qué importa lo que los demás digan? Si pasas todo tu tiempo pensando en otros, estarás malgastando los minutos que tienes para vivir.

---

[8] Tomado de: https://www.elfinanciero.com.mx/salud/aunque-no-lo-creas-ser-agradecido-ayuda-a-tu-cerebro-y-asi-ocurre/

Si quieres vivir una vida llena de aventuras, ve por ello. Si quieres crear tu propia familia, empieza a hacerla.

Si quieres tener un empleo mejor, consíguelo. Si quieres cambiar el mundo, hazlo.

Busca en tu corazón lo que realmente deseas y no pares hasta haberlo alcanzado. Este paso es muy importante para vivir una vida extraordinaria porque te ayudará a mantenerte concentrado en lo que tú realmente quieres lograr. Y estando cerca de ese objetivo sentirás que tu vida cobra un nuevo sentido, y que vives de verdad de forma plena.

12. El día es hoy

Tuve muchos días en los que era tanta la incertidumbre que no sabía si las cosas iban empeorando, si el temido cáncer iba regresar en dos o tres años u otra enfermedad. En esos momentos solo me preguntaba: ¿qué hice para mejorar la vida de alguien? Antes ni pensaba en disfrutar, vivía como un robot, era un hoyo en el que vivía. A muchas de las personas que conozco les encantaría dejar sus empleos para trabajar en lo que realmente les gusta; a otras les encantaría crear su propio negocio. Otra gente no se atreve a apuntarse a clases de baile o de cocina, ni a mudarse a otras ciudades en las que les gustaría más vivir. Todos ellos suelen tener una cosa en común: su mayor miedo es lo que otros piensen de ellos, y que esas personas les juzguen por lo que hacen.

Yo también soy culpable de esto, durante años, no me atreví a viajar sola porque los demás pensarían que no tenía amigos para hacerlo. No decía lo que pensaba realmente por miedo a que alguien creyese que era rara, o que mis ideas no eran buenas. Con este tipo de pensamientos, únicamente conseguí vivir como querían los demás mientras me rompía por dentro. Hasta que un día no pude más, y mi cuerpo explotó.

Desde que me entregaron el último resultado, empecé a hacer lo que yo deseaba de verdad, sin importarme lo que otros pensaran, y desde entonces soy más feliz que nunca y vivo mi vida como quiero.

13. Tiempo de calidad

Hoy, el mundo cuenta con miles de millones de habitantes, pero aun así impera la soledad. ¿Cómo es posible que en un mundo con más gente de la que tuvo nunca, con industrias enteramente dedicadas a hacernos felices, tanta gente se sienta sola y desdichada? Vivimos en un mundo extremadamente ruidoso, pero en medio de ese ruido ensordecedor permanecemos solitarios, por ejemplo, los jóvenes en las discotecas que son tan ruidosas, bailan cada uno por su lado, en medio del ruido y la gente, pero realmente están solos.

Otro ejemplo, hablamos y hablamos con los que nos rodean, pero solo queremos escucharnos a nosotros mismos, porque en nuestro interior estamos solos y apartados. El ser humano puede sobrevivir tres minutos sin aire, tres días sin agua, tres semanas sin comida y, según la sabiduría popular, solamente tres meses sin compañía.

En la actualidad, mejorar respecto a lo económico es que en la familia cada uno tenga su propio cuarto, su propio TV, su propio celular,

¿resultado? Cada uno se desconecta del resto de la familia y la soledad se hace más palpable.

Hoy me he propuesto que la gente no sienta el dolor que yo sentí porque muchas veces sentí rechazos, de hecho, en algunas ocasiones actué como pordiosera, rogando para que me dieran tiempo. Ahora entiendo que, cuando uno ama, dedica tiempo y que este es el único recurso que no se puede recuperar; por esta razón, le dedico tiempo a mis seres queridos.

14. Amor propio

Lo busqué dentro de mí y no existía. Amarse uno mismo, debería ser el primer y gran principio. Al no hacerlo dejas que te traten como un tapete, no es orgullo, es el valor que Dios nos da como sus hijos. Yo no me amaba tanto y creía que merecía ese trato que algunas personas me daban. Tú mereces el primer lugar, el mejor hotel, el mejor trato.

No mendigues amor a quien no tiene tiempo para ti, a quien solo piensa en sí mismo, no lo hagas nunca, no te merece quien te hace sentir invisible e insignificante con su indiferencia. Te merece quien con su atención te hace sentir importante y presente. No mendigues amor. El amor se debe demostrar, pero nunca jamás se debe mendigar. El hecho de tener que hacerlo es el más fiel reflejo de la injusticia emocional, del desequilibrio que vive quien está en una relación sin tener amor propio.

Te mereces aquel que dice menos, pero hace más, no te merece quien solo te busca cuando te necesita, sino quien está a tu lado cuando le necesitas y no solo cuando su interés se lo pide, te merece quien sin esperar nada te lleva dentro, te siente y te hace sentir importante en su vida. Al final es simple, la persona que te merece es aquella que, teniendo la libertad de elegir, se acerca a ti, te aprecia y te dedica tiempo y pensamientos.

No existe la falta de tiempo, existe la falta de interés, porque cuando la gente realmente quiere, la madrugada se vuelve día, martes se vuelve sábado y un momento se vuelve oportunidad. No mendigues amor. ¡Valórate, quiérete bonito!

15. Humildad

Antes del cáncer era altiva y no lo sabía, siempre sentía tanto coraje contra mi ex que decía: —Nunca nadie me tratará así, sentía una rabia interna que no me dejaba usar mi corazón sino estar alerta para defenderme, sin importarme si agredía a alguien. La humildad es algo que no todos tenemos, pero que es muy necesitado por la humanidad. Hay personas que piensan que todo el mundo les debe algo, que todos debemos vivir a su ritmo y no se dan cuenta o no consideran que pudiera haber otra persona con mayores apuros y carencias que ellas mismas. Sólo ven lo que ellos necesitan y quieren. Muchas veces, son personas muy afortunadas, aunque de ello no se percatan. No saben valorar el esfuerzo que supone para los demás darles o regalarles algo, lo ven como un deber. No sienten necesidad de agradecer nada, actúan como si todo cuanto se les da fuese el pago de una deuda que se tiene con ellos. Si algo bueno llega al hogar, lo toman para sí mismos sin pensar en los demás, sin pensar en lo mucho que otros podrían disfrutarlo, necesitarlo o merecerlo. La falta de humildad que a veces tenemos frente a nuestros semejantes es muy triste y demuestra que somos pobres de espíritu.

16. Vivir para servir

Hoy ese es mi propósito, eso me da vida. Reconozco que en ocasiones me he extralimitado, sobre todo con personas que no lo merecían, pero concluyo que no se trata de ellos. Se trata de mí. De quién soy yo. Servir a los demás es dejar de ver a la persona que recibe el favor y ver a Dios escondido en esa piel.

> *Quien quiera ser grande, que sirva a los demás, no que se sirva de los demás.*
> Papa Francisco

Esta es la gran paradoja de Jesús, según el papa Francisco:

> Los discípulos discutían quién ocuparía el lugar más importante, quién sería seleccionado como el privilegiado. Eran los discípulos, los más cercanos a Jesús y discutían

sobre eso. Quién estaría exceptuado de la ley común, de la norma general, para destacarse en un afán de superioridad sobre los demás. Quién escalaría más pronto para ocupar los cargos que darían ciertas ventajas. Pero Jesús les trastocó su lógica diciéndoles sencillamente que la vida auténtica se vive en el compromiso concreto con el prójimo: — Quien quiera ser el primero, importante, que sea el último de todos y el servidor de todos.

Cuando hagas algo por alguien que no puede pagarte, es cuando realmente vives para servir. Servir implica salir de nuestra comodidad, ese es el motivo principal por el cual a las personas les resulta difícil servir, porque no quieren cambiar su comodidad, porque creen que sus ocupaciones son más importantes, y creer eso es una forma equivocada de vivir. Una vida sin servicio no tiene sentido. Y probablemente el mayor obstáculo con el que se vive hoy en día es el querer ser más que los demás. El pensamiento del mundo actual es que la grandeza de una persona consiste en que los demás nos sirvan, porque si puedes pagar por el servicio, quiere decir que eres alguien importante.

17. Permitir que mi tormenta de vida se convierta en inspiración para otros

Me he propuesto que los demás aprendan de mis errores para que no los cometan y ahorrarles dolor. A propósito de esto Eleanor Roosevelt afirma: "Aprende de los errores ajenos. No vivirás lo suficiente como para cometerlos todos".

Dicen que hay tres tipos de personas:

- Los Inteligentes, que aprenden de sus experiencias.
- Los Sabios, que aprenden de los errores de los demás, y
- Los Torpes, que no aprenden de los errores de los demás, ni de los propios.

¿En qué grupo te encuentras? tal vez te encuentres en el grupo de quienes aprenden de sus experiencias y de las de los demás, sin embargo, siempre tienes que tener presente algo: cada experiencia te cuesta dos cosas, dinero o tiempo, dos cosas en la vida que jamás puedes recuperarlas por mucho que intentes, el tiempo que pasó no vuelve y el dinero que gastas innecesariamente nunca regresa a ti. Debemos aprender de nuestros errores, pero también de los errores de otros. Recuerda que cometer los errores que otros ya han cometido, es un doble error.

18. La belleza no viene del cuerpo sino del corazón

La sociedad actual, el mundo, la moda y las tendencias nos hacen enfocar solo en la perfección y la simetría. Me pregunto si esta mañana cuando te miraste al espejo dijiste: —¡Qué hermosa soy! o te miraste dijiste: —Desearía que mi nariz no fuera tan grande, quisiera tener el cuerpo de mi hermana, si solo mis ojos fuesen más brillantes, yo sería más bonita. Tal vez piensas como me dice una de mis amigas mostrándome su foto de hace veinte años: —Fíjate qué bonita era yo, ahora nunca más.

De pronto te encuentras diciéndote: — Si mi ropa fuera más moderna o tuviera joyas caras, si pudiera ir a la peluquería, ciertamente me vería más atractiva.

¿Algunos de estos pensamientos se cruzaron por tu mente hoy? No te sientas mal, a todas nos pasa lo mismo en algún momento. Muy pocas de nosotras en realidad podemos lucir como una reina o una estrella de cine, pero ten en cuenta que de nada sirve ser hermosa por fuera y con el corazón podrido. De nada sirve que una persona sea excepcionalmente hermosa si por dentro es tóxica y negativa porque, aunque, las primeras apariencias suelen ser engañosas, el exterior siempre es un reflejo interior.

La verdadera belleza no es asunto de decoración externa sino de carácter, de entregarle a Dios tu corazón. Jamás te olvides de que tu belleza exterior capturará los ojos, pero tu belleza interior conquistará el corazón.

19. Cada parte importa

Hasta la parte más chiquita del cuerpo, es importante. En ocasiones el dedo más pequeño del pie, al levantarnos de la cama se nos enreda o se golpea con algo y el dolor es impresionante. Hay cosas que tienes y parecen insignificantes, pero cuando faltan, te desubicas y lógicamente, las extrañas. En este proceso aprendí a valorar la bendición que es poder usar mis brazos, mis piernas, poder hacer mis necesidades fisiológicas sin necesitar ayuda. También, he comprendido lo importante que es la función de cada una de las partes del cuerpo las cuales son tan indispensables para vivir y que en ocasiones no caemos en cuenta que están ahí... solamente cuando nos fallan o nos faltan. Muchas personas se van a dormir en la noche, con la confianza que su cerebro generará las cantidades suficientes de hormona del sueño. Pero también hay muchos que no pueden dormir. Cuando el sueño falta, lo extrañas muchísimo. Nosotros no le damos ninguna importancia al hecho de poder ir al baño y evacuar y orinar sin problemas. ¿Sabías que hay personas con obstrucciones en sus vías urinarias que no pueden hacerlo? No sé a ti, pero a mí me fascina beber agua en cantidades exorbitantes, conocí personas con insuficiencia renal crónica quienes por indicación médica solo podían tomar un vaso de agua por día. En fin, cuán importante es cada parte de nuestro cuerpo, cada función que desempeñan. El proverbio popular dice: "Nadie sabe lo que tiene hasta que lo pierde.

Cuando hay niños en casa, a veces molestan sus gritos, sus preguntas y sus interrupciones, cuando crecen cuánto extrañamos esos momentos. Cuando hay demasiado ruido en el salón de clase, la profesora hace un llamado de atención para que hagan silencio. Y esa misma profesora, cuando está dictando su enseñanza y nadie pregunta ni participa, desea con ansiedad el ruido que hace unos minutos calló. Así que no te quejes por nada, disfruta cada parte de tu cuerpo, así no te gusten todas. Hay mujeres que no aman sus senos por pequeños, por grandes o por deformes, yo aprendí a amar los míos, así sepa que son prótesis, así que ama a los tuyos.

20. Paciencia

Además de mis cosas personales e íntimas, tampoco podía jugar con mis hijos ni peinar a la niña. Conducir, en fin... La lista de quejas era larga, por eso tuve que aprender algo difícil: desarrollar paciencia, esa que hace verdaderos sabios. Creo que el mundo actual nos ha llenado de cosas instantáneas: jugo, café y hasta dinero instantáneo. Pero para superar una enfermedad no existe una pócima mágica ni un remedio milagroso, hay que tener fortaleza e ir paso a paso superando fases. La paciencia es tener la capacidad de esperar con buena actitud, no caer en el desespero ni en la desesperanza, solamente esperar, por algo a los enfermos se les llama pacientes. Mi batalla contra el cáncer me demostró lo mucho que carecía del don maravilloso llamado paciencia.

Cuando se planta una semilla de aguacate, pasan varios días hasta que el retoño asoma en la superficie de la tierra, pasarán varios meses hasta que estire su tallo y sus ramas, y pasarán varios años para que su fruto acompañe junto a las fajitas y las salsas, un delicioso taco mexicano. Me imagino a

Dios mirando desde la eternidad cómo su arbolito va creciendo. ¡Qué paciencia tiene el creador! En mi caso, lo único que podía hacer era desarrollar esa habilidad, era la única opción, no había más. En muchas ocasiones requerimos paciencia y no la encontramos, cayendo en la trampa de los impulsos. Sin embargo, una gran cantidad de decisiones importantes en la vida deben tomarse con la cautela que nos brinda la paciencia, alejándonos de las soluciones inmediatas. Sin duda, es probable que, al optar por esperar el momento indicado para tomar acción, podamos obtener mejores resultados en el futuro en muchos de nuestros proyectos.

Ahora, un grupo de científicos japoneses ha identificado tres áreas concretas del cerebro, específicamente el núcleo accumbens, la corteza orbitofrontal y la corteza prefrontal medial, en las cuales la acción de la serotonina aporta una inyección de paciencia que ordena al organismo reducir la impulsividad.

Según explicó el Dr. Katsuhiko Miyazaki (2020), uno de los responsables de la investigación titulada *Las proyecciones serotoninérgicas a las cortezas orbifrontal y prefrontal medial modulan diferencialmente la espera de recompensas futuras*:

> *(...) los comportamientos impulsivos están intrínsecamente vinculados a la paciencia: cuanto más impulsivo es un individuo, al mismo tiempo es menos paciente. Por lo tanto, sabíamos que estas áreas del cerebro eran las principales candidatas a verse estimuladas por la serotonina en el incremento de la paciencia.*

La investigación también señala que mediante técnicas de optogenética, criaron roedores modificados genéticamente y dotados de neuronas liberadoras de serotonina. Ante un estímulo lumínico y gracias a una fibra óptica implantada en el cerebro, los ratones producían la hormona para poder estudiar de esa forma su impacto sobre algunas zonas cerebrales específicas. Posteriormente, diseñaron un experimento para determinar la influencia de la serotonina sobre la paciencia.

Los roedores fueron sometidos a distintos estímulos que ponían a prueba su paciencia. Por ejemplo, debían colocar la nariz en un orificio y esperar por una pequeña bolsa de comida. Las pruebas realizadas permitieron comprobar que frente a una mayor producción de serotonina los ratones esperaban más tiempo su recompensa, una condición que no se comprobó cuando la dosis de serotonina fue menor.

Al observar las áreas cerebrales estimuladas, los científicos comprobaron que el núcleo accumbens, la corteza orbitofrontal y la corteza prefrontal medial eran los tres sectores más activos en el momento del incremento de la paciencia.

21. Ponerme en los zapatos de los demás y no juzgar

Comprender cómo me sentiría yo si estuviera en los zapatos de esa persona. Si supieras el daño que vas a causar, sentir ese dolor, no te habrías portado como lo hiciste.

Todos hemos escuchado alguna vez eso de que "la primera impresión es la que cuenta". Hay quien piensa incluso que ese primer juicio es tan decisivo que a veces algunas personas no nos dan una nueva oportunidad para modificarlo. Pues bien, una reciente investigación realizada por el departamento de Psicología de Nueva York, y cuyos resultados fueron publicados en el *Journal of Neuroscience*, asegura que nuestro cerebro toma la decisión de prejuzgar si una persona es digna de confianza en unos pocos milisegundos, antes incluso de que seamos capaces de captar de manera consciente el rostro de dicho sujeto. "Los resultados de la investigación corroboran que realizamos juicios espontáneos de otras personas que pueden estar en gran medida fuera de la conciencia", dijo Jonathan Freeman (2018), director del estudio titulado *El enfoque del modelo dinámico – interactivo para la percepción de la emoción facial.*

La responsable de nuestra capacidad es la amígdala. Ya se sabía que esta región cerebral estaba implicada en la valoración de conceptos tan complejos como la honradez, pero se desconocía que podía hacerlo de una manera tan veloz, adelantándose incluso al pensamiento consciente.

Durante la investigación se le pidió a un grupo de voluntarios que realizaran una encuesta para clasificar una serie de rostros según la honestidad que les transmitían. Luego, esos mismos rostros fueron mostrados a un segundo grupo de personas durante un período de tiempo tan breve e imperceptible que, aunque sus ojos pudieran ver las imágenes, eran incapaces de darse cuenta conscientemente lo que habían visto.

Pero las resonancias magnéticas demostraron que sus cerebros realizaban juicios de valor de todos modos, juzgar te quita el valor de la sorpresa. No esperes un cuento con final feliz. ¡Sé feliz sin tanto cuento!

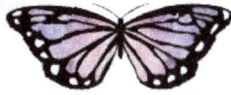

Aunque no lo vi, 12
¡Él siempre estuvo!

Al hacer un balance, creo que de milagros está hecha mi vida y la de mis seres queridos:

Tu vida es un milagro

Quisiera compartir un desafío el cual yo reconozco como el primer milagro de mi vida. Uno de tantos milagros que aumentaron mi fe a lo largo de mi vida. Cuando mi mamá estaba a punto de dar a luz, los doctores le dijeron que yo venía sentada. Lo cual complicaría el proceso del parto. En ese tiempo, los doctores no recurrían a la cesárea como opción tan rápidamente cómo se hace ahora, por lo cual mi mamá sufrió muchísimo, la dejaron sufrir por horas, intentando una y otra opción para que yo naciera, pero sin éxito.

Finalmente, llegó la hora en que ella estaba a punto de dar a luz. Con dolor, nervios y ansiedad, mi papá esperaba afuera del cuarto porque no le permitieron estar al lado de mi mamá. Minutos antes de que naciera, el doctor salió a hablar con mi papá. Le comunicó lo que estaba pasando y que no había muchas esperanzas en los resultados del parto. Agregó preguntándole que, si tuviera que decidir, a cuál de las dos él quisiera que salvaran. Me imagino el dolor de esa pregunta. Esa pregunta no tiene respuesta correcta. Lo único que se puede contestar es que se haga la voluntad de Dios.

Después de horas de dolor, nací, cuando mi mamá me miró, notó que estaba morada sin poder respirar muy bien. Ella cansada y preocupada, esperaba que los doctores le dijeran algo, pero, afortunadamente, después de un tiempo, todo se normalizó gracias a Dios, estaba completamente sana, los doctores estaban sorprendidos, no lo podían creer porque el parto duró más de lo normal y me estaba quedando sin oxígeno. Estoy muy segura de que el personal de ese hospital, nunca olvidó lo sucedido, se quedaron sin explicación.

Desde que mi mamá me contó esta historia, la he mantenido presente en mi mente, es un recordatorio de que para Dios no hay nada imposible. En los momentos que mi fe disminuye, recuerdo que, si Dios permitió que yo sobreviviera, aunque parecía imposible, es capaz de fortalecerme y guiarme para superar cualquier tormenta que se me presente. Realmente, la fe mueve montañas.

Nunca le podré agradecer lo suficiente a Dios por haberme bendecido con una hermosa familia. Por supuesto que no fuimos una familia perfecta, pero no cabe la menor duda que fue construida con mucho amor. Mis papás son mexicanos y se conocieron en Los Ángeles, California y después de unos cuantos meses, decidieron casarse. Al año de casados, nació mi hermano mayor. Dos años después nació mi otro hermano, y, por último, un año después nací yo, crecí en una pequeña familia de cinco.

Mi niñez y juventud fueron las etapas más felices de mi vida, no tengo recuerdos tristes, solamente recuerdos de paz y felicidad. Olvidé muchas cosas, pero lo poco que recuerdo es que en mi semblante siempre había una sonrisa. Las veces que había lágrimas en vez de sonrisa es porque yo era muy traviesa y propensa a los accidentes. Fuimos muy buenos clientes de los hospitales gracias a mí, me caí unas cuantas veces y tuvieron que coser el golpe de lo fuerte que fue, todavía tengo la cicatriz en la frente. Quién diría que la más pequeña y única niña sería tan traviesa, aunque mis travesuras terminaban con una visita al hospital, dentro de ese susto pude recordar algo positivo. Recuerdo que mi papá me llevaba en sus brazos caminando al lado de mi mamá hacia la entrada del hospital para que me atendieran. Aún en los momentos no tan buenos, había apoyo entre sí. Un buen ejemplo para seguir.

Aunque la economía no estaba tan bien, no recuerdo haber escuchado a mis papás decir que no había dinero o preocuparse por lo que pasaría el día de mañana. Gracias a Dios los dos tenían buenos trabajos, pero no siempre era suficiente para una familia de cinco. Mi mamá a veces simplemente compraba telas y nos hacía la ropa. Siempre encontraba la solución en vez de enfocarse en el problema. Otro recuerdo bonito era cuando nos llevaba a la escuela. Aunque a veces era difícil por causa de su trabajo, ella siempre estaba en todos nuestros eventos especiales de la escuela o cualquier otra actividad importante. Me sentía tan feliz y amada que me esforcé año tras año en sobresalir en mis estudios para tener a mi mamá presente en los eventos escolares y ver su cara llena de felicidad. Mis buenas notas en la escuela eran y siempre han sido unas de mis formas de agradecimiento hacia mis papás por su amor y por todo lo que hacían y siguen haciendo por nuestra familia.

Recuerdo que, aunque no tuvimos viajes ni vacaciones lujosas, siempre encontraban una manera de diversión y tiempo de calidad en familia. Vivíamos en Los Ángeles y estábamos muy cerca de la frontera de México. Casi cada dos semanas salíamos a Tijuana a pasear. Nos quedábamos en un hotel sencillo pero que tenía un resbaladero en la alberca. ¡Eso era nuestra gran felicidad! ¡Nos sentíamos como millonarios! Nuestra situación económica nos enseñó a valorar. Para mis hermanos y para mí era mucho más que suficiente, éramos felices, de hecho, creo que yo era la más feliz de todos, especialmente, cuando paseábamos por las playas de Rosarito y Ensenada, esos recuerdos no tienen precio, para mí, estar en la playa es como estar en un rinconcito del cielo. Es mi lugar de paz y tranquilidad, es donde me siento muy cerca de Dios por la belleza de esa hermosa creación, el mar y la arena. Esos recuerdos felices de mi niñez me recuerdan la siguiente cita bíblica:

> *Por eso les digo: No se preocupen por su vida, qué comerán; ni por su cuerpo, con qué se vestirán. La vida tiene más valor que la comida, y el cuerpo más que la ropa. Fíjense en los cuervos: no siembran, ni cosechan, ni tienen almacén ni granero; sin embargo, Dios los alimenta. ¡Cuánto más valen ustedes que las aves!* Lucas 12:22-24. Reina-Valera (1960).

Lo que dice la biblia, es cierto, aún con los límites económicos en los cuales vivíamos, siempre había lo suficiente como para salir a pasear y crear recuerdos de calidad inolvidables. Cuando Dios bendice, nos bendice con mucha más de lo que nos podemos imaginar.

También te cuento que cuatro años después de que naciera mi hija, Dios me bendijo con un segundo embarazo. La espera de mis angelitos fueron los capítulos más felices de mi vida. Los esperé con tanta alegría y emoción e ilusión. Tristemente, esa emoción fue interrumpida por una noticia que recibí de mi ginecóloga. A las diez semanas de embarazo observó que mi vientre estaba más grande de lo normal por lo cual me hicieron un ultrasonido de emergencia. Al recibir los resultados, se entristeció mi corazón y le pedí a Dios constantemente que no permitiera que nada le pasara a mi bebé.

La terrible noticia que recibí fue que en uno de mis ovarios estaba creciendo un tumor que no permitiría el crecimiento normal del bebé. En ese momento sentí que mi corazón paró de latir, mi mundo se me vino abajo, pensé que mi sueño se convertiría en pesadilla. Me comunicó el especialista que era necesario intervenir para sacar el tumor, pero que era muy probable que la criatura no sobreviviera el estrés de la cirugía. Aún con la tristeza que sentía, mi fe nunca se vino abajo. Mantuve mi fe, creyendo que Dios estaría conmigo durante todo el proceso. Las oraciones y el apoyo de mi familia me mantuvieron fuerte, sabía que para Dios no hay nada imposible.

Por lo sucedido, estuve en reposo sin poder trabajar. De hecho, según los doctores, tendría que estar casi inmóvil y así intentar aguantar otras cuatro semanas para que hubiera más esperanzas de vida para el bebé. Me comunicaron que no era posible que el bebé sobreviviera si me hacían una cirugía antes de las catorce semanas de embarazo. Por esta razón, tendría que descansar y no moverme para que el tumor no causara problemas serios.

Solo una semana después de la visita a la clínica, sucedió lo inesperado: amanecí con dolores tan fuertes que no podía aguantar, sentía que algo por dentro del vientre se estaba torciendo, sentía que algo explotaría. El dolor era inaguantable, tuve que ir a la sala de emergencia y fui internada. Los médicos dijeron que ya no podía esperar, el tumor estaba afectando la vida del bebé y la mía. Con solamente once semanas de embarazo, para ellos no era posible que el feto que estaba en mi vientre saliera de la sala de operación todavía con vida. Uno por uno los doctores, especialistas y cirujanos se acercaban a mí diciéndome que lo sentían, pero que cuando despertara ya no estaría embarazada. No me dijeron que habría posibilidad de eso, sino que no había ninguna esperanza de que un feto sobreviviera a tan estresante intervención.

Al escuchar esas palabras, me propuse firmemente que no se arraigaran en mi mente ni que entraran a mi interior. Mi fe fue tan fuerte que sentía una gran paz y entregué todo en las manos de Dios. Sé que ni una hoja de un árbol se mueve sin la voluntad de Dios, sabía que lo que sucediera sería su voluntad y para mí eso era suficiente. Los médicos me miraban de manera extraña, como si pensaran que yo no quería a mi bebé porque yo no reaccionaba llorando. Estaba completamente callada. Ni una palabra dije. En mi mente solamente repetía: —Dios en ti confío, mi vida y la de mi bebé están en tus manos.

Unos minutos después, ya estando en la camilla camino al quirófano, mis papás se me acercaron. Los doctores permitieron que platicaran conmigo antes de la operación. Mi papá puso sus manos en mi vientre, cerró sus ojos y le pidió a Dios por mí y mi bebé. Los médicos solamente observaban con confusión en sus caras. No sabían lo que estaba sucediendo. Al terminar las oraciones de mi mamá y papá, me ingresaron al cuarto de operación. Mi familia estuvo en oración en la capilla del hospital durante todo el tiempo que yo estuve en el quirófano.

Al salir de la operación, me ingresaron a un cuarto de recuperación. No recuerdo mucho por tanta medicina que tenía en mi cuerpo. Lo que sí recuerdo es que en cuanto desperté, miré sentados al lado de mi cama, a dos especialistas observando una pantalla que parecía ser una televisión. Me estaban haciendo un ultrasonido para observar los resultados de la cirugía. Recuerdo muy claro sus rostros llenos de sorpresa, como si estuvieran mirando un fantasma. Mirando algo que sus ojos no podían creer, estaban platicando entre sí y los interrumpí. Les pregunté qué sucedía, que me dijeran si había pasado algo malo. Con tartamudeo y titubeo, me contestaron que no podían creer cómo el bebé no reaccionó negativamente a la cirugía, que estaba como si no hubiera pasado nada, me dijeron que sí pudieron sacar el tumor con éxito, pero que no se explicaban cómo el bebé estaba perfectamente bien. En ese momento le di gracias a Dios desde el fondo de mi corazón por salvar a mi bebé. Los médicos se quedaron en un gran shock, sin saber qué hacer, qué decir, ni cómo explicar lo sucedido. Cómo puede ser que mi bebé los hizo quedar mal cuando ellos aseguraban que no había ni la menor posibilidad de que sobreviviera. Decían entre sí, ¡No hay explicación! Yo les dije con una gran sonrisa en mi rostro. —¡Si hay!, y apunté hacia arriba.

De repente uno de los médicos hizo un comentario que nunca olvidaré, dijo que no era posible lo que había pasado y que por lo tanto en 24 horas sabríamos si en verdad el bebé se había salvado y que lo más probable era que tendría un aborto espontáneo. Al escuchar eso, sentí coraje por esos doctores incrédulos. La ciencia no los dejaba ver más allá de sus propias creencias. Esa incredulidad era muy triste.

Llegó el siguiente día, y de nuevo se encontraban los mismos médicos al lado de mi cama con la misma pantalla. Hicieron otro ultrasonido esperando ver un vientre vacío. Esperando darme la peor noticia. Pero no fue así. Dios les demostró su grandeza al ver que mi bebé estaba creciendo sano y sin ningún problema. Era triste para mí, entender que algunas personas no pueden ver los milagros de Dios, o los ven, pero no los creen.

¡Por supuesto que no podía faltar otro comentario incrédulo! Antes de salir de mi habitación, uno de los especialistas dijo que todo estaba bien, pero que mi bebé nacería con síndrome de Down. En ese momento quería gritar, sostenerlos de sus cabezas y abrirles los ojos, estaban ciegos, por supuesto, esto fue solamente un pensamiento impulsivo, yo no suelo reaccionar así. Solamente sentí una desesperación y tristeza al ver cuánta ceguera hay en el mundo, "No hay más ciego que el que no quiere ver". ¡Gran verdad!

Me sentí herida, pues yo esperaba a mi bebé con tanta ilusión y amor, no entendía por qué los médicos no podían decirme que me mantendrían en observación durante todo el embarazo y que me cuidara para que mi bebé naciera bien. Así de fácil, la verdad es que en ese momento solo necesitaba palabras de ánimo.

Pasaron los meses, mientras yo estaba en reposo completo cuidándome lo más que podía. Valoré el milagro que Dios había hecho y no arriesgaría la vida de mi bebé. La siguiente cita sería para ver si tendría otra niña o un niño. Durante el ultrasonido, observábamos la pantalla con gran emoción. Al fin, el especialista nos reveló que tendríamos un varoncito ¡Qué felicidad! En ese momento no me importaba que fuera, solamente que estuviera sano. La que no estaba tan feliz era mi niña de cuatro añitos, ella dijo: — Qué, ¿un niño? ¡Qué es eso, yo no quiero un niño! Todos nos reímos. Ella nos miró diciendo: —¿Por qué se ríen, ¿qué dije? Qué linda mi niña, siempre con su franqueza, ella quería una hermanita. Tuve que expresarle la gran bendición que es tener un bebé sano sin importar lo que fuera, comprendió y se alegró porque ya no tendría que jugar sola, porque tendría un hermanito que la cuidaría.

¡Al fin llegó el día de su nacimiento! Yo estaba tan emocionada y feliz, un poco nerviosa, pero feliz, sabía que Dios seguía a mi lado y que terminaría el trabajo de su gran milagro. Mientras me estaban preparando para la cesárea, yo estaba en constante oración. Con una gran fe que mi bebé nacería sano, Dios no deja sus milagros a la mitad.

Llegó mi ginecóloga, quien fue la misma doctora que hizo la cirugía del tumor del ovario unos meses atrás. Cuando la miré y me saludó, dije entre mí, verás la gloria de Dios una vez más. Durante la cesárea, yo esperaba con gran anticipación escuchar el llanto de mi hijo, de mi hombrecito, esa señal que nos dice que está sano. De repente, escuché a mi hijo llorar. ¡Qué gran bendición! Especialmente después de tan difícil trayectoria y con un embarazo de alto riesgo. Las enfermeras me acercaron a mi niño, no tengo palabras para explicar la emoción, la felicidad y agradecimiento a Dios por otro angelito que me había regalado. Después se lo llevaron para revisar si todo estaba bien con su salud etc., pues ellos sabían lo que había sucedido unos meses atrás.

Horas después del nacimiento de mi hijo, entró a mi habitación la ginecóloga, me comunicó que mi bebé estaba completamente sano, que no tenía ninguna enfermedad, ni síndrome de Down. Ella no se podía explicar cómo, después de tanto que pasó el bebé en el vientre, no hubo ni tan solo una consecuencia ni señal de lo sucedido. Yo le contesté que yo sí sabía cómo fue posible, le dije que para Dios no hay nada imposible. Ella fue testigo de unos de los grandes milagros que Dios puede hacer, que depende de ella si quiere creer o dudar, aún después de todo lo que vio. Ella se retiró de mi habitación con una mirada de asombro y con miles de preguntas en su mente.

Seis semanas después, fui a la cita con mi ginecóloga para una revisión, al terminar la cita, ella me preguntó si había traído a mi hijo porque lo quería abrazar. Salimos las dos hacia la sala de espera y me pidió que, por favor, le permitiera sostenerlo. Ella lo tomó en sus brazos, lo miró con tanta ternura y asombro. Levantó la mirada y me dijo unas palabras que nunca olvidaré, dijo que, aunque lo tenía en sus brazos, no podía creer cómo era posible. Compartió que tuvo una reunión con el comité de doctores especialistas y que no encontraron ninguna explicación científica de cómo el bebé estaba no solamente vivo, sino completamente sano. Le dije que no había ninguna otra explicación. Le recordé que la única explicación es la grandeza de Dios.

Veinte años después sigo yendo con la misma ginecóloga. Recientemente, en unas de mis citas me confesó algo que por siempre le agradeceré y daré gloria a Dios. Me dijo que desde que nació mi hijo, ella se volvió creyente de Dios. ¡Qué hermoso es saber que mi hijo, fue instrumento para la conversión de un alma! cuando lo único que hizo fue nacer. No hubo necesidad de tratar de convencerla, desde ese día supe que Dios tenía un gran plan para mi hijo. No hay edad que detenga a Dios para poder usarnos como instrumentos de paz, fe, salud, unión y amor. Este es uno de tantos milagros que Dios ha hecho en mi vida. ¿Cómo no amar a Dios? ¿Cómo no creer en Él si nos ha bendecido con tanto? Por todas estas razones, creo que debemos sentirnos muy agradecidos con nuestro Señor. Dios quiere que seamos agradecidos por todas nuestras bendiciones, especialmente, por nuestra salvación gracias a Cristo Jesús.

Dad gracias en todo, porque esta es la voluntad de Dios para con vosotros en Cristo Jesús. 1 Tesalonicenses 5: 18, Reina-Valera (1960).

Histerectomía

Después de este *flash back* y regresando al tiempo actual. Te cuento que después de sobrevivir al cáncer, en el transcurso de los años estuve cuidando de mi salud con mucha más atención. Haber pasado por tan horrible amenaza de vida con el cáncer, me despertó a la realidad de lo valiosa que es la salud.

Continué yendo sin falta, a mis visitas de doctor anuales necesarias. Tres años después, empecé a sentir un dolor en el abdomen. Me preocupé por lo cual le comuniqué a mi ginecóloga. Ella me ordenó un ultrasonido para ver con más detalle el porqué de esa molestia. Gracias a Dios ella no dudó en poner atención a esa situación debido a mi historial de cáncer. Recuerdo que unos días después que hablé con ella, fui a mi cita del ultrasonido. La espera de que llegara ese día, no fue como la desesperación que sentía años atrás durante el proceso del cáncer. Mi paciencia ya había crecido, al igual que mi fe en Dios. Sabía que Dios estaría conmigo y que quizás no era nada.

Al entrar a la clínica, sentía un poco de nervios, pero al entrar al cuarto en donde estaba la especialista, me tranquilicé. Cuando miré la máquina del ultrasonido, recordé cuando iba a mis citas de ultrasonidos durante mis embarazos. Esos recuerdos me hicieron sonreír porque la espera de mis angelitos fueron los meses más felices de mi vida. En fin, la especialista procedió con el ultrasonido y yo permanecía callada con paciencia y esperando a que terminara la examinación. Después de 30 minutos, la especialista terminó y me dijo que en unos días me llamarían con los resultados. Yo, tranquila me retiré y me fui a casa. Seguí con mi vida normalmente y sin miedo. En momentos me preocupaba, pero al instante recordaba que no valía la pena preocuparme por algo que no podía controlar. Mi fe en Dios me tranquilizaba y me hacía reconocer que preocuparme por algo que posiblemente no pasaría, sería una pérdida de tiempo y de salud.

Después de tres días, recibí la llamada tan esperada. La ginecóloga me comunicó que habían encontrado tres quistes en un ovario. En ese momento pensé: — Oh no, otra vez. Una vez más, las palabras de un especialista hicieron que mi mente regresara a los momentos de miedo e incertidumbre que pasé durante el proceso del cáncer. Ella continuó diciéndome que no me preocupara. Yo intenté tranquilizarme y respirar hondo. Yo sabía que esos sentimientos de miedo solamente eran parte del trauma que se había causado durante mi difícil tormenta años atrás. La ginecóloga terminó diciéndome que estaría en observación durante un año. Que tendría que regresar en seis meses para otro ultrasonido. Durante esos 6 meses, yo estuve yendo a una clínica de médico naturista/homeópata. Me hicieron acupuntura y me recomendaron unas hierbas que ayudarían con arrojar los quistes. Como pueden ver, yo no me quede sentada esperando la cita de mi ginecóloga. Acudí al camino natural/homeópata mientras esperaba mi cita médica. Yo crecí con tratamientos naturales, lo cual aumentó mi confianza en ellos. Siempre obtuve buenos resultados, pero nunca dejé de ir a mis citas médicas.

De inmediato empecé a tomar esos tés de hierbas, tenían un sabor horrible. A veces no los podía pasar, pero lo hacía con la motivación de recibir buenas noticias en mi próxima cita. La espera de esa cita, no fue tan pesada. Me mantuve tranquila y con fe día a día, creyendo que recibiría buenas noticias.

Llegó el día del ultrasonido. Una vez más, entré al cuarto en el cual me esperaba la especialista. Empezó el ultrasonido, yo cayada en oración y tranquila esperando. Terminó el examen y me dijo que en tres días recibiría la llamada con los resultados. Un poco nerviosa me fui a casa. Después de unas cuantas respiraciones profundas, me tranquilicé. Estaba segura de que recibiría buenas noticias. Lo que me causaba nervios eran los recuerdos de mi tormenta del cáncer que constantemente llegaban a mi mente. Ya estaba cansada de tantas visitas a doctores, especialistas y hospitales. Pasaron los días y al fin llegó esa llamada otra vez. La doctora me dijo que habían desaparecido dos quistes, que solamente se encontraba uno, pero que estaba calcificado en forma de piedra. Lo cual podría ser difícil que desapareciera como los otros. En ese momento, vino a mi mente cuando recibí la llamada del diagnóstico de cáncer. Sentí como si estuviera en una pesadilla una vez más. Sin pensar, le dije a la ginecóloga: — ¡No puede ser! ¿Otra vez?!

Ella me dijo que no me preocupara, que no era maligno, pero que era necesario sacarlo por medio de cirugía, que, por mi historial de cáncer, no quería tomar el riesgo de que con el tiempo esos quistes se volvieran cancerosos. También dijo que es muy difícil diagnosticar el cáncer de matriz y ovarios, por lo cual me sugería que aceptara su recomendación. Después de esa explicación, no tuve otra opción más que aceptar.

Una vez más me encontraba en espera de la llegada del día de otra cirugía. Esta vez con más tranquilidad y esperanza. Cuando en el transcurso de tu vida has pasado por una amenaza de muerte como el cáncer, las demás tormentas se convierten en pequeñeces. Reconoces que todo pasa para algo y aprendes a valorar hasta lo que parece tan insignificante. Te enseñas a escoger tus batallas. Las que sí valen la pena luchar, sin preocupación porque sabes que Dios nunca te abandona por muy fuerte o imposible que parezca el desafío. En esa espera no había nervios ni preocupación. Seguí mi vida normal viviendo un día a la vez. Una semana antes de la cirugía tuve que ir al laboratorio para que obtuvieran pruebas de sangre. Me dijeron que eso era para revisar que no hubiera algún problema que causara complicación durante la cirugía. Para mí eso ya se había convertido en un estilo de vida, algo normal.

No me gustaba, pero lo hacía porque sabía que era necesario.

La semana pasó rápido, llegó el día de la cirugía. Mi esposo, al igual que mi mamá y papá, me acompañaron al hospital, llegamos y nos sentamos en la sala de espera. El ambiente era más tranquilo y sin estrés. En algunos momentos mi mamá parecía estar preocupada, pero ella me compartió que lo que sucedía era que estar en un hospital otra vez conmigo, le traía recuerdos tristes de mi proceso del cáncer, como mamá comprendí su preocupación y pensamientos, no es nada fácil. Minutos después, la enfermera me llevó hacia el cuarto de preparación, antes de irme, mi papá y mamá me dieron su bendición después de una pequeña oración.

Mi esposo me acompañó y estuvo a mi lado hasta que llegó la hora de entrar al quirófano. En el momento que él se retiraba, llegaron a mi mente recuerdos de cuando me preparaban para la cirugía del cáncer, me sentí un poco triste, pero al mismo tiempo bendecida por haber sobrevivido a tan peligrosa cirugía. Eso me ayudó a tranquilizar mis nervios. Recordé que todo estaría bien porque Dios estaba conmigo. Llegando al quirófano, de inmediato me pusieron anestesia y nada más recuerdo a la cirujana que me decía que me relajara y que todo saldría bien. Ella me inspiraba mucha confianza y tranquilidad porque fue la misma que hizo mi cirugía del tumor del ovario cuando tenía once semanas de embarazo y la cesárea cuando nació mi hijo: mi milagrito. Sabía que estaba en buenas manos, primero en las manos de Dios y después en las manos de una cirujana que sabía lo que estaba haciendo y se dejaba guiar por Dios porque empezó a creer en Dios cuando fue testigo de un milagro cuando mi hijo nació.

Todavía recuerdo cuando desperté después de la cirugía, me sentía con mucho sueño y no podía abrir los ojos, quizás porque la anestesia estuvo un poco fuerte. Cuando abrí los ojos, estaban las enfermeras diciéndome que todo salió muy bien y que si necesitaba medicina para el dolor. Gracias a Dios, no sentía nada de dolor, tal vez por la anestesia, no sé. Mi esposo, mamá y papá entraron al cuarto de recuperación con una sonrisa pintada en sus rostros porque sabían que el proceso no era tan peligroso como el anterior. Si es cierto que toda cirugía viene con peligros, pero la fe de mi familia ya era más fuerte que el miedo.

Lo peor ya lo habíamos superado cuatro años atrás, el simple hecho de abrir los ojos y que no hubiera complicaciones, fue una gran bendición. Un par de horas después, me informaron que ya estaba lista para irme a casa. Antes de darme de alta, la cirujana llegó a darme las indicaciones del cuidado que debería tener en casa y dijo que estaba contenta de que todo había salido bien, fue un procedimiento exitoso. Lo mejor de todo era que el riesgo y preocupación de la posibilidad de tener cáncer en los ovarios, había desaparecido por completo.

Otra gran bendición fue que yo no tuve que tomar ningún medicamento permanente por causa de la histerectomía, cuidé mi salud con suplementos naturales. Esos suplementos son muy necesarios porque la histerectomía nos lleva a la menopausia, lo cual causa calores horribles, se siente como si uno está en un horno, es inaguantable. Gracias a Dios con los suplementos ese problema se terminó pronto. Después que se hace una histerectomía, es necesario tomar medicamentos que contenga estrógenos para reemplazar la función de los ovarios en el cuerpo, pero con mi historial de cáncer, no podía ingerir ningún medicamento, producto o comida que contenga estrógeno. Según mi oncólogo el exceso de estrógeno fue una de las razones que causaron el cáncer en mí.

Al fin estábamos camino a casa, estaba contenta y agradecida con Dios por todo. Lo más fácil estaba por llegar, estar en casa descansando y siendo atendida por mi esposo. ¡Qué maravilla! Estaré agradecida por siempre por sus atenciones y cuidados. Gracias a Dios no tuve mucho dolor, solamente descansé, me alimenté bien y me fortalecí para poder regresar a trabajar después de seis semanas con la tranquilidad de que podría seguir mi vida normalmente sin miedos ni preocupaciones por causa de mi salud. Sobrellevé otra gran tormenta de mi vida con fortaleza y fe. Una tormenta más que me dejó lecciones de vida y que me recordó la gran bendición que es tener buena salud. Lo importante es poner la salud como prioridad. Hoy la veo como una joya preciosa, una bendición que debo cuidar, que debemos cuidar.

Si analizas muchas cosas de tu vida, encontrarás que en este momento estás aquí, producto de miles de milagros, esos milagros que la mayoría del tiempo echamos de menos. Algunos piensan que un milagro solamente es un acontecimiento grandísimo y sobrenatural, no es así, los milagros existen desde que abrimos los ojos al amanecer hasta que los cerramos al acostarnos a dormir, los milagros existen en todo lugar y a todo momento. Milagros como tener buena salud y una familia, sin duda estos dos milagros son unas de las bendiciones más grandes que podemos tener en nuestra vida. Tristemente, no los podemos reconocer por vivir la vida tan aceleradamente. El simple hecho de que podemos abrir los ojos cada mañana, es uno de los más grandes milagros que podemos recibir día a día. Esas grandes bendiciones yo las empecé a valorar más, después de haber pasado por tan difíciles tormentas como el divorcio y el cáncer.

Hay cosas que enfrentamos en el transcurso de nuestra vida que nos causan dolor, pero al mismo tiempo, nos ayudan a recapacitar y nos motivan a hacer cambios drásticos necesarios para intentar evitar pasar por la misma situación. Antes de recibir el diagnóstico de cáncer, pasé por un proceso emocionalmente doloroso como un divorcio, pues es horrible el dolor de ver a una familia desintegrarse, a mí eso me causó una depresión profunda e inaguantable.

El proceso del divorcio acabó con la poca autoestima y amor propio que tenía, durante ese tiempo yo no podía ver nada positivo y todo era oscuridad, dolor y desesperación. Temía por el futuro y bienestar de mis hijos. Sin embargo, en esa oscuridad recordé que, aunque había terminado un capítulo, no era el final de mi historia. Recordé que Dios nunca nos abandona y que Él guiará nuestros pasos en el transcurso de ese futuro tan incierto. A lo largo de esa tormenta mantuve mi fe, confianza y esperanza en Dios. Esa fe que me ayudó a creer que todo estaría bien y que todo pasa por algo. Aunque no lo creas, aún en momentos tan difíciles como ese, los milagros de Dios siempre salen a la luz. Esos pequeños milagros que muchas veces pasan desapercibidos. Puede ser que te preguntes: —¿Cómo puedes decir que en tan cruel tormenta pueda haber milagros? Pues, sí puede haber y sí los hubo. A veces nos hundimos tanto en nuestro dolor, que nos enceguecemos y no podemos ver la luz en medio de la oscuridad.

Sí, hubo muchos milagros que con el tiempo pude reconocer, sé que se derrumbó el hogar que con tanto sacrificio construí, pero con el tiempo recuperé las ganas de volver a vivir, volver a empezar y de reconstruir nuestra familia. Eso en sí, para mí fue un milagro porque el dolor de ver caer mis sueños y ver el dolor y sufrimiento que estaban pasando mis hijos, me hacía pensar que ya no tenía razón para seguir luchando. Créeme que poder salir de esa oscuridad y volver a vivir con ilusión, fue un grandísimo milagro de Dios, fue algo que sé que sin Él no lo habría logrado. Por siempre estaré agradecida con Dios por darme la fortaleza, paciencia, y paz para seguir adelante y cuidar de mis hijos aún durante tan cruel tormenta. Te puedo asegurar que no importa cuán grande o difícil sea la situación que estés pasando, si confías en Dios y lo haces de corazón, esa tormenta se convertirá en una lluvia suave de paz y tranquilidad. No te des por vencida pase lo que pase, Dios es más grande que cualquier tormenta, nunca es tarde para volver a empezar.

Cuando escuchaba a personas decirme que todavía no era demasiado tarde para volver a empezar, me costaba trabajo creerlo. Me intentaban motivar diciéndome que podría rehacer mi vida, yo creía que eso era una gran mentira. Estaba tan lastimada, tan herida, que no creía que tendría la capacidad de volver a confiar en otro hombre, ni creer que podría reconstruir mi vida, ni reconstruir mi familia. Tenía miedo de sufrir otra vez, miedo de que mis hijos volvieran a pasar por tanto dolor, por eso hice lo imposible para que nunca más tuvieran que pasar por el mismo sufrimiento. Reconocí después de un tiempo que, en mí, se activó algo parecido a una alarma de seguridad, así como las que se instalan en casas para protección de las pertenencias. Empecé a notar que me sentía muerta en vida, con el corazón endurecido y el alma muerta, no permitía que ningún hombre se me acercara ni a mis hijos tampoco, me mantenía siempre a la defensiva, fue una etapa llena de tristeza, sin rumbo, sin esperanza y sin paz. Es más, llegó un momento en el que me cansé de vivir así, estaba tan perdida en mi dolor, que me había olvidado por momentos de que yo no estaba sola porque Dios me estaba sosteniendo, aunque yo no lo sentía.

Entonces, empecé a pasar más tiempo en oración, Dios me estaba abriendo los ojos a lo bella que es la vida, a su verdadero significado, a lo que es vivir en paz y con esperanza, poco a poco me fui sintiendo mejor y comencé a ver mejoras en la salud mental de mis hijos y en la mía, noté que ya no le transmitía tristeza a los demás, me sentía tranquila y con ganas de seguir adelante. Recordé que uno recibe de la vida lo que le transmite, no hay duda de que eso es muy cierto. Así que me propuse transmitir amor, amabilidad, tranquilidad y más que todo, paz verdadera porque eso es lo que yo deseaba recibir para poder salir de la oscuridad en la que me encontraba.

Me alegra tanto haber hecho ese cambio porque unas semanas después, fue cuando conocí a quien ahora es mi esposo. Dios me bendijo con tan hermoso regalo en cuanto me decidí a volver a empezar. Me refiero a creer, a tener fe y esperanza. Dejé el miedo atrás y me di una segunda oportunidad. Créeme que no fue fácil porque siempre llegaban esos pensamientos que me decían: — ¿Qué tal si me lastima y solamente quiere jugar conmigo? y ¿Qué tal si lastima a mis hijos? También en momentos dudaba de mi decisión, pero después recapacitaba. Gracias a Dios, ese hombre fue el gran regalo de Dios que yo anhelaba, esa bendición que Dios tenía reservada para mí. Ese gran milagro de amor que solo Él puede dar. Mi esposo fue un ángel que me ayudó a volver a creer en el amor, a confiar y a volver a sonreír. Sí que valió la pena tomar el riesgo de confiar una vez más.

Si tú te encuentras en una situación como esta, te animo a que dejes el miedo y te des la oportunidad. Nada ni nadie te asegura que no vas a sufrir o volver a sentir dolor, pero yo preferí arriesgarme a sufrir que vivir con el arrepentimiento de no haberme dado la oportunidad de amar y ser amada una vez más. No quise vivir con la duda, no dejé que el miedo me controlara.

El miedo nos puede impedir vivir momentos hermosos que no hubiéramos vivido si no nos atrevemos a simplemente tomar ese salto de fe. Es mejor haber amado y haber perdido, que nunca haber amado. ¡Vive con fe! ¡Atrévete a vivir y no solamente sobrevivir! ¡Provoca el milagro! ¡Sí que vale la pena! Especialmente, si tomas la mano de Dios, no olvides que con Dios todo es posible.

Una de las razones por las cuales te digo que valió la pena arriesgarse al dolor, es porque cuando me encontré en una de las tormentas más difíciles de mi vida, ese ángel que Dios me mandó estuvo conmigo durante todo el proceso.

El cáncer me dejó lecciones muy importantes y valiosas, me abrió los ojos para reconocer lo bendecida que soy, me enseñó a valorar el milagro tan valioso que es tener buena salud y tener una familia que me ama y me cuida. Esas bendiciones que yo tristemente ignoraba por estar tan ocupada con las tareas del diario vivir porque estaba en un círculo vicioso sin fin, mis días pasaban como si nada, no estaba viviendo, sino simplemente sobreviviendo. No tomaba el tiempo para respirar hondo, para saborear la comida, ni las bebidas, no me detenía para disfrutar los paisajes, el aire que respiro, el olor de las flores.

En fin, no le prestaba atención a las simples cosas que le dan sentido a la vida, además, estaba tan enfocada en esforzarme porque todos a mi alrededor estuvieran bien, que me olvidé de cuidar de mi salud física y mental, vivía dándome por completo a los demás y olvidaba que para poder dar lo mejor de mí, tenía que cuidarme primero, yo creía que cuidar de mí, significaba ser egoísta, ¡Estaba tan equivocada! Ignoraba que cuidar de mi salud física y mental, era una manera de expresar amor a mis seres queridos, porque al cuidarme yo, los podría cuidar mejor a ellos. Una de tantas lecciones que aprendí, es que realmente no se puede dar de lo que no se tiene.

Espero que no cometas el mismo error que yo, el error de no comprender el gran valor que tiene la salud, el error de no ir a mis citas médicas anuales, de no descansar. No me cuidaba para nada y no tenía real conciencia de que la salud no tiene precio. Te recuerdo que puedes comprar la medicina, pero no la salud. El no cuidarme, me causó serias y dolorosas consecuencias. El diagnóstico de cáncer me quitó tantas cosas que nunca podré recuperar, perdí mucho tiempo valioso que pude haber pasado con mi familia, pasé largas temporadas en clínicas, laboratorios y hospitales. Ahora sé que no hay que decir "nunca", pues cualquiera puede tener cáncer.

Esa enfermedad no solamente me quitó mi salud, sino que me quitó una de las cosas más valiosas que un ser humano puede tener, el tiempo. Ese tiempo que al irse o desperdiciarse, ya no se puede reponer. Otra consecuencia que dejó el cáncer fue causarles aún más dolor a mis hijos y haberles robado tiempo de calidad. En fin, pagué un precio muy caro por no cuidar mi salud. Pensándolo bien, no solamente lo pagué yo, también mis hijos y mi familia, los errores de una persona, puede afectar a muchos. Me arrepiento tanto por haberles causado tanto dolor a mis seres queridos, ver el dolor que les causé por mis descuidos, fue algo que se me quedó muy grabado en mi mente y en mi corazón.

Créeme que ese error ya no volvió ni volverá a suceder porque aprendí por experiencia propia que puedes comprar el reloj, pero no el tiempo. El tiempo es más valioso de lo que me imaginaba.

Los desafíos de mi vida me han dejado enseñanzas muy valiosas y me han hecho mucho más fuerte. Una de las lecciones que me dejó el cáncer la pude poner en práctica cuando mi hermano mayor fue diagnosticado con cáncer de colon etapa cuatro.

Tristemente para nosotros, Dios tenía diferentes planes para él pues hace tres años se nos adelantó, Dios se lo llevó. Esa experiencia tan dolorosa me motivó aún más a compartir mi testimonio para ayudar a evitar problemas de salud que se pueden evitar. Las tormentas sí que han sido difíciles, pero ninguna dura para siempre. En la mañana siempre vuelve a salir el sol, aunque hubo mucho dolor y lágrimas, aun así, le doy infinitas gracias a Dios por haberme permitido pasar por procesos tan difíciles porque gracias a ello, pude abrir los ojos a muchas cosas que yo ignoraba. Recordé lo valiosa que es la salud y la familia, aprendí a vivir un día a la vez y a no preocuparme por lo que no puedo controlar, a dejar todo en manos de nuestro gran Dios, quien es el único que nos sostiene antes, durante, y después de todas las situaciones que enfrentamos durante el transcurso de nuestra vida.

Los procesos por los cuales pasamos durante el transcurso de nuestra vida, nos dejan una huella inolvidable. Hay procesos más dolorosos que otros y, no hay duda de que llega el momento en que quisiéramos hacer lo que fuera por no tener que sentir dolores insoportables, para salir de esa pesadilla que nos atormenta día a día. Sé que sabes exactamente de lo que estoy hablando, llega una frustración que a veces nos lleva a tomar decisiones incorrectas o a tomar atajos que terminan siendo aún más dolorosos que el proceso de enfermedad en sí. Esto suele causar consecuencias irreversibles. Lo peor es que el propósito del proceso se afecta bastante. Todo lo que nos pasa en la vida tiene un propósito. La mayoría de las veces, ese propósito es para darnos lecciones que nos hacen más fuertes y nos enseñan a tomar mejores decisiones en el futuro.

El proceso de sanación de una enfermedad se puede comparar al de una mariposa. Recuerda que es necesario que las orugas pasen por un proceso para convertirse en una hermosa mariposa. Esa mariposa que sin usar atajos y al terminar su proceso, es capaz de volar muy alto, pasa por unos cambios muy dolorosos y difíciles, pero cuando llega a su meta reconoce que valió la pena. La mariposa reconoce que sin ese desafío no puede llegar a tener la capacidad de volar. Esto me recuerda una historia que me enseñó a ser paciente durante cualquier desafío, una historia que me hizo reconocer una vez más la grandeza de Dios al crear a un ser tan pequeño que puede convertirse en una creación tan hermosa. Es algo que te hace pensar que, si El Señor hizo algo así con un insecto, imagínate lo que puede hacer contigo, su hija a la cual ama incondicionalmente. A continuación, comparto contigo esta linda historia.

La lección de la mariposa

Un día de primavera, un viajante descansaba tranquilamente al borde del camino bajo un árbol. Mirando la naturaleza que le rodeaba, observó cómo la oruga de una crisálida de mariposa intentaba abrirse paso a través de una pequeña abertura aparecida en el capullo. Estuvo largo rato contemplando cómo la mariposa iba esforzándose hasta que, de repente, pareció detenerse. Tal vez la mariposa –pensó aquel hombre- había llegado al límite de sus fuerzas y no conseguiría ir más lejos.

Así que, decidido a ayudar a la mariposa, cogió unas tijeras de su mochila y ensanchó el orificio del capullo. La mariposa, de esta forma, salió fácilmente. Su cuerpo estaba blanquecino, era pequeño y tenía las alas aplastadas. El hombre, preocupado, continuó observándola esperando que, en cualquier momento, la mariposa abriera sus alas, las estirara y echara a volar.

Pero pasó el tiempo y nada de eso ocurrió. La mariposa nunca voló, y las pocas horas que sobrevivió las pasó arrastrando lastimosamente su cuerpo débil y sus alas encogidas hasta que, finalmente, murió.

Aquel caminante, cargado de buenas intenciones, con voluntad de ayudar y evitar el sufrimiento a la mariposa, no comprendió que el esfuerzo de aquel insecto para abrirse camino a través del capullo era absolutamente vital y necesario, pues esa era,

precisamente, la manera que la naturaleza había dispuesto para que la circulación de su cuerpo llegara a las alas, y estuviera lista

para volar una vez hubiera salido al exterior.

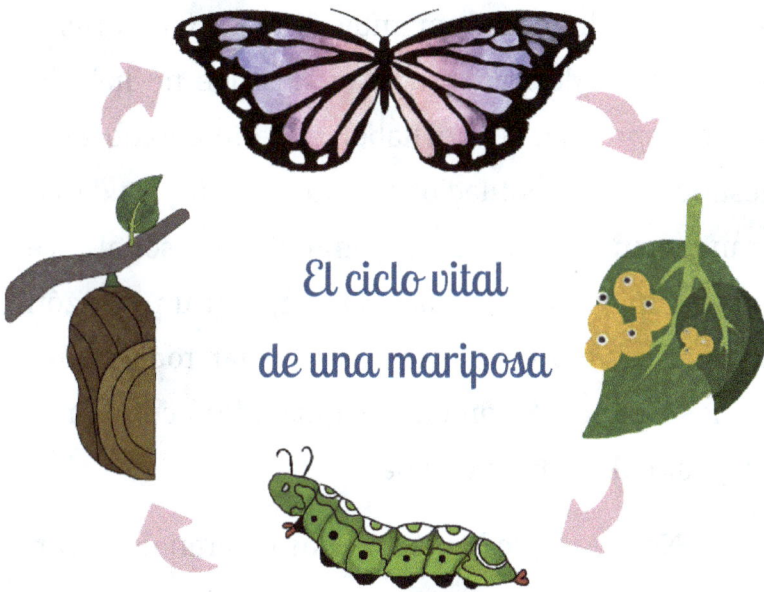

El ciclo vital
de una mariposa

Es necesario el tiempo y esfuerzo para evolucionar y crecer en nuestra vida. En realidad, si viviéramos una vida sin obstáculos, quedaríamos muy limitados en lo que pudiéramos lograr, limitados en la capacidad de lograr metas que aparentan ser inalcanzables, por lo tanto, nunca llegaríamos a desarrollar nuestra verdadera plenitud.

Te motivo a que aceptes el reto, ese reto de estar dispuesta a pasar por los obstáculos necesarios para tu crecimiento, por muy difíciles y dolorosos que sean, te dejarán con lecciones que no habrías podido aprender al no haber experimentado esos desafíos. Estas situaciones que por fe ayudarán grandemente con tu crecimiento personal. Te enseñarán a vivir un día a la vez, con un corazón agradecido, a vivir al máximo y dejar todo en las manos de Dios. Solamente así, se podrá cumplir el propósito de Dios en tu vida.

No creas que las tormentas dejarán de llegar. Hace unos meses que estoy pasando por unos desafíos muy difíciles, pero aun así Dios me ha dado la fortaleza y paz para escribir este libro, que espero se convierta en gran bendición para tu vida. Mi fe me lleva a creer que todo va estar bien porque Dios está en control.

Aprovecho para hacerte una invitación importante, vive para servir, esa es una de las mejores maneras de vencer la preocupación porque enfocarse primero en la necesidad del prójimo, hace que tus problemas parezcan pequeños en comparación con los que suele tener la persona a la que sirves. Si Dios me sanó del cáncer, me ha sostenido en todos los momentos difíciles de mi vida, y sigo de pie ¿por qué no voy a creer que lo seguirá haciendo? Por mi fe sé que el sol volverá a brillar porque la luz sobrepasa la oscuridad y esa luz es la luz de Cristo que todo lo puede.

Las tormentas también me dejaron con la capacidad de poder ser bendición para otras personas que necesitan ser guiados por su proceso personal. Para mí es un gran honor y una gran bendición poder usar las pruebas de mi vida como testimonio para el beneficio del prójimo. He dedicado y seguiré dedicando mi vida para servir a Dios, por medio de las personas que se presenten en mi camino con situaciones similares a las que yo he pasado.

Mi propósito es ser la luz en la oscuridad, esa oscuridad puede presentarse en forma de problemas de salud o también como dificultades en tu familia, amistades, matrimonio o con cualquier clase de relación. Te ofrezco mi tiempo, mi consejo y mi motivación para ayudarte a sobrellevar cualquier situación que estés pasando por el momento o quizás en un futuro. No soy experta en todos tipos de desafíos que suelen presentarse en la vida, pero sí tengo la capacidad para guiarte y aconsejarte de acuerdo con mis experiencias personales y experiencia como *life coach*.

Cualquier desafío que estés pasando se puede sobrellevar con la misma estrategia, quiero que te convenzas de que la única y verdadera solución que encontré para superar los desafíos de mi vida fue tomar la mano de Dios, sin Él no creo que podría haber sobrevivido tanto. No me refiero al dolor físico, sino al trauma y dolor mental y emocional. Las situaciones difíciles que he pasado me han causado mucho más perjuicios mentales y emocionales que físicos y esos daños, solamente Dios los puede sanar, pero solamente si estás dispuesto a entregarle todo y a dejar la necesidad de tener el control de todo. Dale el control de tu vida a Dios, créeme que vale la pena y no te arrepentirás, deja que guíe tu vida porque Él tiene grandes planes para ti. Planes perfectos llenos de paz y un futuro lleno de esperanza, ese fue el milagro más grande que recibí, el milagro de haber aprendido a depender de Dios para todo.

Te animo a que busques tu milagro, abre tus ojos a las bendiciones que te rodean. Cuando encuentres tu milagro, disfrútalo porque son milagros que solamente Dios te puede dar. Deseo que Dios te acompañe siempre, no olvides nunca que, donde Él está no falta nada.

Porque yo sé muy bien los planes que tengo para ustedes, dice el Señor, planes de bienestar y no de mal, para darles porvenir y una esperanza. Jeremías 29:11, Reina-Valera (1960).

Referencias bibliográficas y electrónicas

- Biblia, Reina - Valera (1960) http://pray.baboony. com/es/reina-valera/nuevotestamento
- Cabral, F. *Vida sencilla.*
- Castañeda Hernández, M. D. C., (2011). El cuerpo grita lo que la boca calla. Razón y Palabra, (77). Disponible en: https://www.redalyc.org/articulo. oa?id=199520010089
- Coronado Martínez, J. (2018) "El estrés crónico y su relación con el acortamiento de telómeros y el envejecimiento prematuro". Disponible en: https://core.ac.uk/download/pdf/235852227.pdf
- De Andrade, M. *Golosinas - Mi alma tiene prisa.*
- *Diccionario de la Real Academia Española.* Disponible en: https://www.rae.es/
- Karn, C. *Aunque no lo creas, ser agradecido ayuda a tu cerebro... y así ocurre.* (2020). Disponible en: https://www.elfinanciero.com.mx/salud/aunque

-no-lo-creas-ser-agradecido-ayuda-a-tu-cerebro-y-asi-ocurre/

- Lezama, Z. *Poesía a la madre soltera.*

- Martínez, J. (2018) *El estrés crónico y su relación con el acortamiento de telómeros y envejecimiento prematuro.* Disponible en: https://core.ac.uk/download/pdf/235852227.pdf

- Maslow, A. *Pirámide de Maslow.* Disponible en: https://economipedia.com/definiciones/piramide-de-maslow.html

- Meltzer, D. (1986). The analytical world: institutions and limitations. *Journal of Analytical Psychology,* 31(3), 263-265. Disponible en: https://www.psicologia-online.com/familia-toxica-caracteristicas-y-como-alejarse-4328.html#:~:text=Familia%20aglutinada,salir%20de%20esta%20estructura%20familiar

- Romero, J. *Razones Pa' Vivir.*

- Romero, M (2019) "No dejes que el miedo tome el control de tu vida", *Harmonia la Información para una vida en equilibrio.* Disponible en: https://harmonia.la/espiritualidad/crecimientoespiritual/no-dejes-que-el-miedo-tome-el-control-de-tu-vida

- Ruíz, M. (1997) *Los cuatro acuerdos.* Barcelona: Editorial Urano.

- Trío América. *El camino de la vida,* canción compuesta por Héctor Ochoa Cárdenas.

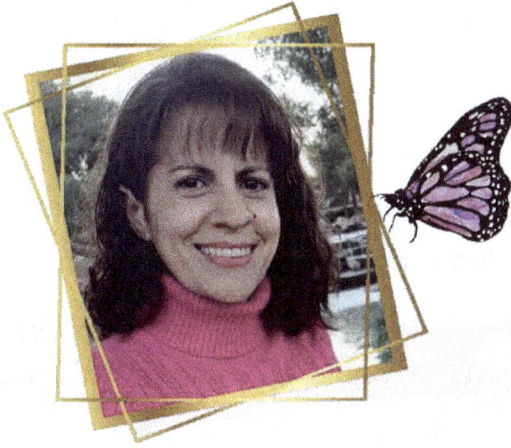

Acerca de
Gloria Rogel

Estadounidense de origen mexicano, nació en Los Ángeles, California, en el East Los Angeles Doctors Hospital, fruto del amor de una pareja de mexicanos que se conocieron en California, muy lejos de su pueblo natal, pero a quienes el destino unió en la tierra del tío Sam. Ellos tuvieron tres hijos que, tomados de la mano, vieron nacer (de los cuales solo quedan dos en esta tierra porque el primogénito les fue arrebatado por un agresivo cáncer de colon)

Mientras Gloria estudiaba su primaria, Middle school y High School en California y su padre trabajaba en una fábrica empacadora de contenedores, su madre hacía el mejor esfuerzo laborando en una fábrica empacadora de pescado. Ella con su característico espíritu de lucha y tenacidad, obtuvo su grado Asociado en Artes (AA Degree) en estudios Generales en Cerritos College en California, ciudad en la que vivió gran parte de su vida en donde también nació Dyanne su primera hija. Luego, en el año 1997 se mudó a Las Vegas, Nevada, ciudad en la que vio nacer a Fabian, su último hijo.

Gloria, siempre soñando con un mundo mejor, se convirtió en *Life Coach* en junio de 2021, 09 años después de sobrevivir al cáncer de mama, batalla que libró, superó y que la inspiró a escribir este libro.